DES DIVERSES
OPÉRATIONS OBSTÉTRICALES

DANS LES CAS

DE RÉTRÉCISSEMENTS CONSIDÉRABLES DU BASSIN,

PAR

Gustave ROUSSEAU-POMMERET,
Docteur en Médecine de la Faculté de Paris.

PARIS.
RIGNOUX, IMPRIMEUR DE LA FACULTÉ DE MÉDECINE,
rue Monsieur-le-Prince, 31

1858

A LA MÉMOIRE

DE MA MÈRE.

A MON PÈRE,

M. LE DOCTEUR ROUSSEAU.

A MON ONCLE, MON PÈRE ADOPTIF,

M. LOUIS-EUGÈNE POMMERET,

ancien Notaire.

A LA MÉMOIRE DE MON AIEUL

LOUIS POMMERET,

ancien Avocat au Parlement.

A LA MÉMOIRE

DE MARJOLIN.

A LA MÉMOIRE

DE L.-B. GUERSANT.

A M. FR. DUBOIS (D'AMIENS),

Secrétaire perpétuel de l'Académie impériale de Médecine.

A M. LE PROFESSEUR VELPEAU,

Membre de l'Institut.

A M. LE DOCTEUR CH. PAJOT,

Professeur agrégé à la Faculté de Médecine de Paris.

Je prie MM. Bouillaud et Cruveilhier, professeurs à la Faculté de Médecine de Paris, Mialhe, professeur agrégé à la même Faculté, Chasles et Despretz, professeurs à la Faculté des Sciences, membres de l'Institut, d'agréer mes sentiments de reconnaissance pour l'intérêt qu'ils m'ont toujours témoigné.

DES DIVERSES

OPÉRATIONS OBSTÉTRICALES

DANS LES CAS

DE RÉTRÉCISSEMENTS CONSIDÉRABLES DU BASSIN.

> Mortali juvare mortalem hæc est ad æternam gloriam via.
> (PLINIUS, *Hist. nat.*, lib. II, cap. 7.)

Avant d'étudier les diverses opérations obstétricales dans les cas de rétrécissements considérables du bassin, nous examinerons plusieurs questions qui ont donné naissance à de nombreux débats et qui intéressent au plus haut degré la morale et la médecine légale. On s'est depuis longtemps demandé si le chirurgien peut et doit sacrifier l'enfant, ou bien s'il doit pratiquer sur la mère une opération le plus souvent mortelle ; en d'autres termes, s'il doit recourir soit à la provocation de l'avortement ou à l'embryotomie, soit enfin à l'opération césarienne, dans ces cas graves et pénibles où le sacrifice de l'un des deux êtres devient indispensable, si l'on ne veut pas les perdre tous les deux. Parmi les accoucheurs, les uns, voulant conserver à tout prix la vie de l'enfant, donnent la préférence à la section césarienne ; les autres, avec les praticiens anglais, pensent que toutes les fois que la provocation de l'avortement est possible, ou que l'embryotomie peut terminer l'accouchement, le fœtus doit être sacrifié. Cette dernière opinion, qui tend de plus en plus à se généraliser, compte aujourd'hui de nombreux partisans.

Nous sommes donc amené par la nature du sujet à diviser notre travail en deux parties.

Dans la première partie, nous considérerons :

1° Quels sont les droits de la mère à la vie, quels sont ceux du fœtus, au point de vue de la morale ;

2° Quels sont les droits de la mère à la vie, quels sont ceux du fœtus, au point de vue de la médecine légale ;

3° Nous citerons les différentes opinions des auteurs sur l'opération césarienne, la symphyséotomie et l'embryotomie.

Dans la seconde partie, nous étudierons :

1° Les dangers et les avantages de l'opération césarienne ;

2° Les dangers et les avantages de l'embryotomie ;

3° La nécessité de l'accouchement prématuré artificiel dans certains cas de rétrécissements du bassin.

PREMIÈRE PARTIE.

> We consider the mother's life as paramount.
>
> (RAMSBOTHAM.)

CHAPITRE Ier.

Quels sont les droits de la mère à la vie, quels sont ceux du fœtus, au point de vue de la morale?

Telle est la première question qui se présente à l'esprit de l'accoucheur, et sans la solution de laquelle il est condamné à une expectation inévitable, nous dirons presque criminelle. Il a diagnostiqué, au terme de la grossesse, un rétrécissement du bassin qui rend l'accouchement impossible ; tandis que deux moyens s'offrent à lui dans ce cas difficile, l'embryotomie ou la section césarienne, il n'ose pas agir et il abandonne la mère aux seules ressources de la nature ; il voue, en renonçant à l'embryotomie, les deux individus à une mort certaine, tandis qu'il lui était possible, en sacrifiant l'enfant, de sauver presque à coup sûr la vie à la mère. Il se rend donc coupable de la mort de celle-ci : « Occidit enim quisquis servare potest, « nec servat » (1).

En 1827, l'Académie royale de Médecine de Paris fut consultée par M. Costa, qui venait lui demander s'il serait permis de provo-

(1) Tertullien, chapitre 13 du *Livre de l'âme.*

quer l'accouchement prématuré artificiel chez une femme parvenue à une époque avancée de la grossesse, et menacée de suffocation. Cette question souleva alors l'indignation générale et fut qualifiée d'inconvenante.

En 1852, M. Lenoir s'adressa à la même Académie, et lui soumit un mémoire relatif à la provocation de l'avortement médical. Cette fois, l'Académie, après une longue et sérieuse discussion, entraînée par les efforts de M. Cazeaux et par la puissante autorité de M. Velpeau, déclara « que, dans le cas rapporté par M. le Dr Lenoir, celui-ci, s'appuyant sur l'exemple déjà donné par deux praticiens, et sur l'avis de plusieurs consultants, réunis à cet effet, était suffisamment autorisé à agir comme il l'avait fait, c'est-à-dire à provoquer l'avortement. »

Que de contrastes, que d'exagérations ici comme toujours dans les jugements des hommes !

Quelques peuples de l'antiquité, et parmi eux les Lacédémoniens, condamnaient à mort les nouveau-nés difformes et infirmes, uniquement parce qu'ils ne voulaient pas doter l'État d'êtres imparfaits ou débiles.

Pendant le XVIIe et le XVIIIe siècle, on voyait des chirurgiens, peu soucieux de la vie de la mère, abuser de l'opération césarienne, et la pratiquer sans indication. Mauriceau, plus sage que beaucoup de ceux qui sont venus après lui, écrivait à ce sujet :

« J'ignore qu'il y ait jamais eu aucune loy chrétienne ni civile qui ordonnât de tuer ainsi la mère pour sauver l'enfant » (1).

Les partisans de cette opération se sont néanmoins efforcés d'opposer à leurs adversaires les préceptes de la religion catholique et l'opinion des auteurs sacrés. Nous avons pu nous assurer, par les nombreuses recherches auxquelles nous nous sommes livré dans les

---

(1) Mauriceau, *Traité des maladies des femmes grosses et de celles qui sont accouchées*, livre II, chapitre 32, p. 353, édit. de 1721.

ouvrages des théologiens les plus éclairés et les plus célèbres, que la plupart d'entre eux attachaient un grand prix à la vie temporelle de la mère, et que loin de partager pour l'hystérotomie abdominale l'enthousiasme et l'admiration qu'on leur avait supposés, ils avaient au contraire de l'éloignement pour une opération si meurtrière. Les casuistes les plus sévères pensent *qu'on doit s'en rapporter entièrement au jugement des hommes de l'art pour ce qui regarde l'opération césarienne sur une femme vivante qui ne peut accoucher naturellement* (1).

(1) Nous croyons indispensable de citer à l'appui de ce que nous avançons quelques passages de différents auteurs religieux sur l'opération césarienne et sur l'avortement médical.

Saint Alphonse de Liguori soutient que la femme n'est pas obligée de se soumettre à l'opération césarienne pour sauver son enfant, et il dit à ce sujet :

«Non licet incidere ventrem matris proxime morituræ, ut ejus infans baptis«mum recipiat, ut communiter etiam dicunt Tourn., t. VIII, p. 136, num. 13, ac. «salm., n° 35 cum Con. (*contra Comitol.*) ex D. Th. qui in 3 p. q. 68 artic. II, ad. 3, «id expresse docet, inquiens : *non debet homo occidere matrem, ut baptizet pue«rum : si tamen mater mortua fuerit, vivente prole in utero, debet aperiri ut puer «baptizetur.* Nec obstat dicere, quod vita spiritualis infantis debeat præferri «vitæ temporali matris; nam hoc si intelligendum, ut quisque debeat quidem «mortem sustinere, non autem, ut debeat, nec ut possit mortem sibi inferre, «vel alterum occidere pro salute spirituali proximi.» (*Theologia moralis beati A. M. de Ligorio*, lib. VI, tract. II, *de Sacramentis*, cap. 1, *de Baptismo*, dubio 1, p. 106.)

Thomas Sanchez et plusieurs autres ont soutenu la même opinion en termes énergiques.

Le cardinal Gousset dit, de son côté : «Si l'opération est jugée nécessaire, un confesseur prudent exhortera la femme à s'y soumettre avec confiance et résignation, en mettant en avant les motifs capables de l'y déterminer, mais ne l'y obligera pas sous peine de refus de l'absolution.... Il n'est pas permis, ajoute ce docteur de l'Église, de rien faire pour le salut de l'enfant qui puisse procurer ou hâter la mort de la mère.» (*Théologie morale*, t. II, p. 51, édit. de 1851.)

Sylvester de Prierio, Bartholomæus Fumus in Armilla, Lopez et saint Anto-

Ravaton sacrifiait les intérêts de l'enfant à ceux de la mère.

M. le professeur Velpeau, dont nous nous féliciterons toujours d'avoir été l'élève, s'exprime ainsi à propos de l'avortement provoqué :

«Pour moi, j'avoue qu'il m'est impossible de mettre en balance la vie précaire d'un fœtus de 3, 4, 5 ou 6 mois, d'un être qui

---

nin, permettent à une femme de prendre un remède susceptible de la faire avorter pour sauver sa vie, si son fruit est inanimé.

Thomas Sanchez combat en ces termes l'opinion de Sylvius, qui défend de donner un tel médicament, même si le fœtus est inanimé :

«..... Ego autem omnino sum in opposita sententia : et credo licere id medi-«camentum applicare..... Adde inter duo mala, quorum alterum necessario eligen-«dum est, minus præferendum esse : cap. duo mala et caput Nerui 13 d. at minus «multo malum est dubia mors, aliquid spei salutis habens, cum solo periculo «aliqualis anticipationis, quam omnino certa.» (Sanchez, lib. IX, *de Debito conjugali*, disputatio vigesima, vers. 19.)

Saint Alphonse de Liguori, allant beaucoup plus loin, dit, pour ce qui concerne l'enfant vivant : «Certum est apud omnes licitum esse remedium præbere præ-«gnanti directe ad eam curandam, etiam cum periculo abortus, si morbus est «mortalis; secus, si non esset talis.» D'après les théologiens de Salamanque, qui veulent que les médecins ne soient pas scrupuleux à cet égard, vu qu'il est très-rare que l'enfant survive à la mère, et puisse recevoir le baptême, le même docteur ajoute que, si la mère est en danger, elle peut expulser son fœtus comme un agresseur, bien qu'il ne soit pas un agresseur volontaire : «Licet fœtus non «sit aggressor volontarius, non tenetur tamen mater negligere suam vitam præ-«sentem ad servandam vitam futuram prolis.» (Ligorio, *Theologia moralis*, lib. II et lib. III, n° 394.)

Goritia permet aussi en ces termes de provoquer l'avortement : «Abortus seu «immatura ejectio fœtus animati indirecta est licita in uno tantummodo casu, «scilicet quando, ex prudente medicorum judicio, valde probabile esset quod, «non adhibito medicamine per se quidem tendente ad infirmitatem depellendam «et sanitatem matris recuperandam, indirecte vero ad expellendum fœtum, tam «infans quam mater moritura esset, eo vero adhibito saltem mater salvanda» (Francisco-Antonio A. Goritia, *Epitome theologiæ moralis de abortu et pœnis ipsum consequentibus*, tabula LXII).

jusque-là diffère à peine de la plante, qui ne tient encore par aucun lien au monde extérieur, avec celle d'une femme adulte que mille rapports sociaux nous engagent à conserver » (1).

L'illustre chirurgien de la Charité disait aussi, dans un rapport lu à l'Académie en 1840 :

« Si j'avais à me prononcer en matière aussi grave, je n'hésiterais pas à admettre l'avortement provoqué, ne concevant pas qu'on puisse balancer à détruire un embryon si faible, pour épargner à la mère les chances si périlleuses de l'opération césarienne. »

« Je n'invoquerai pas, a dit M. Cazeaux, le plus ancien de tous les principes de morale, la base de toute justice médicale, c'est qu'il faut traiter nos malades comme nous traiterions nos parents les plus chers, et qu'il n'est peut-être aucun de nous qui, forcé de choisir entre la vie de sa femme et celle de l'enfant qu'elle porte dans son sein, hésiterait à autoriser le sacrifice de ce dernier » (2).

De nos jours même, quelques chirurgiens, au lieu de sacrifier un fœtus dont l'existence est encore bien incertaine, préfèrent exposer aux chances de l'opération césarienne une femme adulte, et par conséquent utile pour la famille et pour la société. Les accoucheurs anglais, au contraire, par un assentiment presque unanime, pensent que le fœtus doit être sacrifié, la vie de la mère étant de beaucoup supérieure à la sienne.

Consultons les différentes statistiques sur la moyenne de la vie humaine, et nous verrons qu'elles s'accordent avec les considérations morales pour donner tous les droits à la vie de la mère. Tandis que les trois quarts des femmes, de l'aveu presque général des auteurs, succombent à l'hystérotomie abdominale, la moitié des enfants n'atteint pas l'âge auquel on a sacrifié la mère, même en les

---

(1) Velpeau, *Traité complet de l'art des accouchements*, t. II, p. 405, édition de 1835.

(2) *Bulletin de l'Académie nationale de Médecine*, p. 379 et 380 (1851-1852).

supposant tous vivants au moment de la naissance et dans les conditions les plus favorables. A n'envisager que la question de chiffre, l'avantage serait donc à l'embryotomie (1).

D'après tout ce qui vient d'être dit, la morale et la raison peuvent-elles nous permettre un seul instant d'hésiter entre la vie de la mère et celle du fœtus, et de mettre en parallèle le prix d'une existence aussi précaire avec celui d'une existence assurée, et qui peut fournir encore une nombreuse postérité ? La société et la famille ne seraient-elles pas en droit de nous demander compte d'avoir sacrifié un adulte, dont elles pouvaient attendre de nombreux services, pour conserver un enfant qui pendant longtemps encore lui imposera de grands sacrifices ?

Préférer le fœtus à la mère, ce serait vouloir céder à la cupidité de ces gens dont parle Mauriceau, « qui se mettent fort peu en peine

---

(1) D'après la statistique établie par M. Villermé sur la mortalité en France, succomberaient :

A 1 an, les $^{20}/_{100}$ des individus dans les départements riches et les $^{22}/_{100}$ dans les départements pauvres ;

A 4 ans, les $^{31}/_{100}$ dans les départements riches et les $^{35}/_{100}$ dans les départements pauvres ;

A 10 ans, pas encore les $^{38}/_{100}$ dans les premiers et les $^{44}/_{100}$ dans les seconds ;

A 20 ans, un peu plus des $^{42}/_{100}$ dans les départements riches et les $^{49}/_{100}$, c'est-à-dire près de la moitié, dans les départements pauvres.

M. Villermé n'a pas compris dans cette statistique les enfants abandonnés.

Cet auteur dit « que malgré le zèle ardent de la charité, qui ne peut jamais tenir lieu du lait, des soins et de la surveillance d'une mère, il périt des enfants abandonnés de Paris jusqu'à 60 pour 100 dans le cours de la première année qui suit leur naissance, et que, tout épouvantable que soit cette mortalité, c'est là le résultat le *moins malheureux* qu'on ait pu jusqu'ici obtenir par l'établissement de l'hospice des Enfants Trouvés de cette capitale. » La vérité de cette assertion a été établie par M. Benoiston de Châteauneuf dans un ouvrage important, intitulé *Considérations sur les enfants trouvés dans les principaux États de l'Europe* (*Mémoires de l'Académie royale de Médecine*, t. Ier, p. 78 et 79, édit. de 1828).

que leur femme meure, pourvu qu'ils en ayent un enfant qui leur puisse survivre, non pas tant pour en avoir lignée que pour en hériter ensuite. » Ce serait trop d'inhumanité, de cruauté et de barbarie.

L'histoire rapporte qu'une princesse étant dans les douleurs de l'enfantement, un célèbre accoucheur, en présence des difficultés les plus graves, demanda à un puissant monarque lequel il voulait qu'on sauvât ou de la mère ou de l'enfant : « la mère, » s'écria celui-ci.

Un sentiment d'humanité arracha alors ce cri au souverain, malgré les considérations d'État les plus importantes et les hautes espérances qu'il avait placées sur la tête de cet enfant.

La conduite de Henri VIII, roi d'Angleterre, qui, en 1536, avait épousé en troisièmes noces Jeanne Seymour, dame d'honneur de l'infortunée Anna Boleyn, sa seconde femme, fut bien différente. La même question lui ayant été adressée à peu près dans les mêmes circonstances, ce roi sanguinaire répondit : «Sauvez l'enfant ; car, pour des mères, j'en trouverai assez. » L'opération césarienne fut pratiquée, et au bout de quarante-huit heures la reine rendit le dernier soupir, après avoir doté le trône d'Angleterre d'un héritier qui fut créé prince de Galles, duc de Crouwal, comte de Chester, et régna plus tard sous le nom d'Édouard VI.

CHAPITRE II.

Quels sont les droits de la mère à la vie, quels sont ceux du fœtus, au point de vue de la médecine légale?

Cette grave question, rendue si difficile par le silence qu'ont gardé sur elle jusqu'à nos jours la plupart des auteurs et dans les traités de médecine légale et dans les ouvrages d'accouchements, est du plus haut intérêt pour le jeune praticien, et mérite de fixer sérieusement notre attention.

Parmi ceux qui l'ont étudiée dans ces derniers temps, les uns, admettant une idée d'assimilation entre le médecin, qui agit dans un but de moralité et de dévouement, et l'assassin, dont le bras est guidé par la perversité et par le crime, ont discuté l'article 317 du Code pénal (1); les autres, pour arriver à la conclusion que nous adoptons, et sans doute par une fausse interprétation du passage de saint Alphonse de Liguori, où l'illustre théologien a dit, en parlant du fœtus : « Licet non sit aggressor voluntarius, » ont comparé celui-ci à l'insensé qui, dans un accès maniaque, veut attenter aux jours de sa mère; d'autres enfin l'ont assimilé au parricide qui lève un poignard sur elle. Nous répondrons à ces derniers qu'une telle comparaison n'est pas admissible. Le pauvre enfant, qui, lui, n'a pas demandé à être procréé, loin d'être l'ennemi de sa mère, est bien plutôt destiné à devenir une victime, dont le sacrifice sera malheureusement indispensable. Nous en demandons très-sincèrement pardon à ceux qui ont avancé de tels paralogismes, leur logique conduit à l'absurde.

Zacchias, qui a exposé les diverses opinions des théologiens à cet égard, ne peut s'empêcher de dire, comme médecin, « qu'il lui paraît que dans le cas où la mère et l'enfant sont également bien portants, et que l'un ne peut être sauvé qu'au préjudice de l'autre, il faut préférer la vie de la mère; qu'il doit être permis d'employer des moyens médicaux pour la lui conserver, quand même ce serait

---

(1) Art. 317 du Code pénal. «Quiconque, par aliments, breuvages, médicaments, violences, ou par tout autre moyen, aura provoqué l'avortement d'une femme enceinte, soit qu'elle y ait consenti ou non, sera puni de la réclusion.»

avec la perte du fœtus, pourvu que cette mort ne soit pas donnée d'une manière directe» (1).

Nous n'acceptons pas la distinction établie par Zacchias. Nous pensons que le chirurgien peut et même doit agir sur le fœtus soit directement, soit indirectement, pour sauver la mère. Peu importent les moyens qu'il aura mis en usage, si le résultat doit être le même.

Fodéré s'exprime ainsi au sujet de la question qui nous occupe : «Accordons, si l'on veut, que le fœtus soit bien constitué et qu'il donne des espérances d'une longue vie, pourra-t-on comparer, pour le choix de sa victime, cet être d'une organisation si frêle, si imparfaite et incomplète, à peine doué de quelque sensibilité physique, et ne jouissant d'aucune existence morale, à une mère dont les facultés sont parvenues au plus haut degré de développement?... Lequel de l'enfant ou de la mère laisse plus souvent après lui des regrets amers, des maux réels?

«... D'après toutes ces considérations, je n'hésiterai donc pas à me ranger de l'avis de Zacchias et de M. Vermandois, et à sacrifier l'enfant à la mère toutes les fois que je ne pourrai pas les sauver tous les deux, à moins des circonstances suivantes :

«1° A moins que la mère, voulant sauver son enfant, ainsi qu'on en a vu des exemples, demande *elle-même avec instance* qu'on lui fasse l'opération;

«2° A moins que la vie de la mère ne soit déjà dans un état désespéré, et qu'au contraire l'enfant prouve par ses mouvements en tous sens qu'il est dans une situation très-vivace; dans ce cas, en effet, si l'on n'opérait pas, on courrait le risque de perdre l'enfant avec la mère, malgré qu'on se hâtât d'ouvrir celle-ci immédiatement après sa mort» (2).

---

(1) Zacchias, *Quæst. medic. legal.*, lib. IX, tit. 2, quæstio unica.

(2) Fodéré, *Traité de médecine légale*, 1re partie, chap. 7, § 340, édit. de 1813.

Le même auteur, admettant la nécessité de l'avortement médical, ajoute plus loin, contrairement à l'avis de Mahon : « Quel est en effet notre but dans une action d'ailleurs réprouvée par la nature et la morale? De faire un bien et de chercher à éviter un plus grand mal. Le bien est dans la conservation de la mère» (1).

« On pourra nous objecter, dit de son côté M. Naegele, de Heidelberg, qu'en sacrifiant ainsi aux intérêts de la mère, le médecin déserte une cause sacrée qui lui était également confiée; il se fait l'arbitre de deux existences qu'il a mission de protéger avec une égale sollicitude..... Ceux qui raisonnent ainsi, ajoute plus loin le même auteur, supposent que les droits du fœtus intra-utérin sont égaux à ceux de la mère ; or la loi civile elle-même a fait sous ce rapport une grande différence, et bien qu'elle lui accorde certaines prérogatives, elles sont bien inférieures à celles qu'elle donne à l'enfant déjà né. Ainsi, par exemple, celui-ci peut transmettre à ses parents ses droits héréditaires, et la même faculté est refusée au fœtus qui n'a pas encore vu le jour; aux yeux de la loi, ce dernier n'a donc pas encore, dans toute leur intégrité, les droits qu'il aura après sa naissance. »

Quant à nous, nous pensons aussi qu'entre la mère et le fœtus le choix ne peut être douteux, et que s'il faut une victime, ce dernier doit être sacrifié.

Nous ne saurions admettre, avec la *Revue médicale* (2), que le chirurgien qui, pour conserver les jours de la mère, a été obligé de recourir à la provocation de l'avortement ou à l'embryotomie, eût à expliquer sa conduite devant une cour d'assises instituée pour juger des criminels. Le législateur n'est jamais entré dans le domaine de la science pour prescrire au médecin la conduite qu'il doit tenir à l'égard de son malade. L'article 317 du Code pénal, qui punit la

---

(1) Fodéré, *Traité de médecine légale*, 2e partie, chap. 5, § 1016.

(2) Voir la *Revue médicale*, t. I, année 1855.

provocation de l'avortement, ne peut s'appliquer qu'aux médecins qui agissent avec la pensée coupable de commettre un crime. Pour que le chirurgien dont l'opération n'a pas réussi ait à redouter les dispositions rigoureuses de l'article 309 du même code (1), il faut qu'il ait été mû par une pensée perverse, ou au moins qu'on ait à lui reprocher une faute impardonnable dans le traitement qu'il a fait suivre. Que les docteurs se rassurent : les pénalités de la loi ne sont pas faites pour ceux qui restent les fidèles disciples de la science; ce n'est que lorsqu'ils oublient ses préceptes les plus élémentaires, lorsqu'ils commettent ces erreurs que la moindre attention aurait dû leur faire apercevoir, que la justice humaine vient leur demander compte de leur conduite.

Les jurisconsultes de Rome ont, dans leur profonde sagesse, proclamé cette vérité. Voici comment la résume Ulpien dans la loi 6, § 7, du titre *de Officio prœsidis,* au *Digeste :*

« Sicuti medico imputari eventus mortalitatis non debet, ita quod « per imperitiam commisit imputari ei debet. »

A une époque où notre jurisprudence criminelle était encore empreinte d'une rigoureuse sévérité, Rousseaud de la Combe enseignait cependant la doctrine d'Ulpien. « Un médecin, disait-il, qui par ignorance a causé la mort d'un malade, doit être puni comme meurtrier, ce qui doit s'entendre d'une *ignorance crasse,* car le médecin ne serait pas puni pour avoir ignoré un bon remède » (2).

Brillon ne va pas même jusque-là. Il n'y a qu'un seul cas, selon lui, où l'on ait une action contre le médecin, c'est lorsqu'il y a du

(1) Art. 309 du Code pénal. « Sera puni de la réclusion tout individu qui volontairement aura fait des blessures ou porté des coups, s'il est résulté de ces sortes de violence une maladie ou incapacité de travail de plus de vingt jours ; si les coups portés ou les blessures faites volontairement, mais sans intention de donner la mort, l'ont pourtant occasionnée, le coupable sera puni de la peine des travaux forcés à temps. »

(2) *Traité des matières criminelles*, p. 108.

dol, auquel cas c'est un véritable délit. Il n'admet pas que l'impéritie doive être regardée comme une faute.

Le savant Merlin a reproduit la doctrine romaine; il condamne l'impéritie, mais il faut qu'elle soit manifeste, et que la faute soit contraire à toutes les règles de la profession (1).

Notre ancienne jurisprudence a appliqué tantôt la théorie du droit romain, tantôt le système approuvé par Brillon. Un arrêt du parlement de Bordeaux de 1596 a condamné les enfants et héritiers d'un chirurgien qui avait fait preuve d'impéritie. Au contraire, un arrêt du parlement de Paris, rendu en juin 1696, a décidé que les chirurgiens ne sont pas garants et responsables de leurs remèdes, tant qu'il n'y a que de l'ignorance ou de l'impéritie de leur part: « quia ægrotus debet sibi imputare cur talem elegerit. » Le parlement de Bordeaux a jugé de même, le 9 avril 1710, en faveur d'un sieur Manodé, chirurgien, qui avait estropié le chevalier de Ségur. En 1775, le parlement de Nancy a acquitté un chirurgien qui avait fait périr une femme en pratiquant imprudemment sur elle l'opération césarienne dans un cas de présentation de l'épaule. Cet accoucheur, après avoir essayé de tordre le bras de l'enfant, en avait fait l'amputation; puis il avait cherché à extraire l'enfant par parties, en se servant d'un crochet de lampe; enfin il s'était décidé à faire l'opération césarienne avec un mauvais rasoir, faute d'un bistouri. Certes il était impossible d'accumuler plus de fautes impardonnables. Cependant le parlement infirma la sentence du juge de Sedan, qui avait condamné ce chirurgien. Le rédacteur du *Recueil d'arrêts* pense à la vérité que les conseillers se sont fondés seulement sur ce que ceux qui le poursuivaient étaient sans droit et qualité pour agir.

Quoi qu'il en soit, nous voyons que la législation romaine, et même nos anciennes lois criminelles, si prodigues de peines sévères,

---

(1) Répertoire, verbis *Chirurgien*, § 2, et *Médecin*, § 3.

ont toujours laissé aux médecins une liberté entière. Il en est nécessairement de même aujourd'hui, où la douceur de la loi pénale a remplacé le rigorisme de l'ancien droit. Pour le prouver, nous citerons l'opinion de M. le procureur général Dupin.

« Dans les questions de ce genre, a dit ce savant magistrat, il ne s'agit pas de savoir si tel traitement a été ordonné à propos ou mal à propos, s'il devait avoir des effets salutaires ou nuisibles, si un autre n'aurait pas été préférable, si telle opération était ou non indispensable, s'il y a eu imprudence ou non à la hasarder, adresse ou malhabileté à l'exécuter, si avec tel ou tel instrument, d'après tel ou tel procédé, elle n'aurait pas mieux réussi : ce sont là des questions scientifiques à débattre entre docteurs, et qui ne peuvent pas constituer des cas de responsabilité civile, ni tomber sous l'examen des tribunaux... Mais, lorsque les faits reprochés aux médecins sortent de la classe de ceux qui, par leur nature, sont exclusivement réservés aux doutes et aux discussions de la science, du moment qu'ils se compliquent de négligence, de légèreté ou d'ignorance des choses qu'on devrait nécessairement savoir, la responsabilité de droit commun est encourue, et la compétence de la justice est ouverte. »

Cette opinion de l'illustre jurisconsulte est consacrée par la jurisprudence, et notamment par les arrêts de cassation du 18 juin 1835, de Rennes du 7 septembre 1842, de Besançon du 18 décembre 1844. Ces arrêts ne déclarent les médecins responsables que quand on a à leur reprocher une impéritie évidente. La cour de Caen a reconnu aussi ce système le 5 juin 1844, en refusant de faire l'application du principe de la responsabilité dans un cas où l'on soutenait que telle opération aurait dû être faite de telle manière plutôt que de telle autre. Cet arrêt s'est fondé sur ce qu'il n'apparaissait pas « de faute lourde, négligence, maladresse visible, impéritie ou ignoranee des choses que tout homme de l'art doit savoir. » C'est en effet tout ce que la justice humaine peut exiger. « Dans ces cas graves et terribles, dit avec tant de raison M. le Dr Baude, entre la conscience du médecin et le patient, il n'y a que l'honneur ; entre eux, pour juge, il n'y a que Dieu. Le médecin qui a agi d'après son savoir, sa conscience et l'honneur, a bien fait ; toute autre doctrine est fausse et dangereuse à la société. »

CHAPITRE III.

Des différentes opinions des auteurs sur l'opération césarienne, la symphyséotomie et l'embryotomie.

Les auteurs qui ont parlé de la gastro-hystérotomie sur la femme vivante ont émis des opinions tout à fait opposées. Ambroise Paré, n'ayant vu que des insuccès toutes les fois qu'elle avait été pratiquée de son temps, l'avait fait rejeter par le Collége de chirurgie ; la Faculté de Médecine l'avait aussi condamnée, et les chirurgiens n'avaient plus osé la faire jusque vers la fin du XVIe siècle, parce qu'ils la croyaient essentiellement mortelle. En 1581, l'opération césarienne était remise en honneur par un ouvrage célèbre de F. Rousset, dans lequel il publiait un grand nombre de cas couronnés par le succès. Alors la section césarienne était si souvent pratiquée, et l'enthousiasme, excité par elle, si grand, qu'un contemporain, le dominicain Scipion Merunia, disait qu'elle était aussi répandue en France que la saignée en Italie. Plus tard elle comptait au nombre de ses adversaires Mauriceau, Denman, de Lamotte, Boër, Guillemeau, Rolfincius, Solingen, Hornius, Peu, Manningham, Ould, Simmons, et d'autres encore. Mauriceau préférait, comme nous l'avons vu, sacrifier l'enfant pour sauver la mère ; de Lamotte voulait qu'on attendît la mort de la femme pour l'opérer, et Denman ne permettait de pratiquer cette opération que lorsqu'il y avait un vice de conformation du bassin tel qu'il n'eût pas permis d'extraire le fœtus, même après avoir vidé le crâne. Haller, Antoine Petit, Michell, Tenon, Wiedmann, Dusseldorff, Lauverjat et Baudelocque, se montraient au contraire les zélés partisans de l'opération césarienne; Gardien luimême partagea longtemps les idées de Baudelocque.

Haller parlait de l'hystérotomie de Rousset avec une vive admiration : « Egregius est labor, cordate et mascule scriptus, cujus eo sæ« culo nihil prodiit simile. »

En 1750, Simon publiait, dans les *Mémoires de l'Académie de chirurgie*, un recueil contenant 72 observations, parmi lesquelles on comptait plusieurs succès, et les chirurgiens d'alors, qu'un tel résultat enhardissait chaque jour, se laissaient entraîner par un zèle aveugle et même dangereux pour la cause qu'ils servaient. Baudelocque avoue, dans son traité d'accouchements, « que cette opération avait été faite sans nécessité, puisque les femmes étaient accouchées naturellement auparavant, ou qu'elles s'étaient heureusement délivrées dans la suite » (1).

Que l'on ait pratiqué cette opération à des femmes qui étaient accouchées naturellement auparavant, cela ne doit pas nous surprendre, puisqu'on cite des cas heureusement très-rares de femmes qui, atteintes d'ostéomalacie après un premier accouchement naturel, présentaient à une seconde grossesse une déformation du bassin telle que le céphalotribe même n'aurait pas pu pénétrer : mais qu'on ait, chose inouïe, fait sans indication absolue cette opération à des femmes qui s'étaient heureusement délivrées dans la suite, voilà ce qu'on ne pourrait croire si un auteur digne de foi ne venait l'attester lui-même.

Examinons maintenant les passages des différents auteurs relatifs à l'opération césarienne et l'opinion que chacun d'eux a émise à son sujet.

Ambroise Paré. « ..... Il y a encore d'autres accidents qui pour-

---

(1) Baudelocque, *l'Art des accouchements*, t. II, art. 4, p. 403-404, édition de 1815.

roient advenir de l'opération césarienne, et le pis une mort subite à la mère; et partant je ne conseilleray jamais de faire tel œuvre où il y a si grand péril sans nul espoir» (1).

François Thévenin. «Ce remède, quoique dangereux, est préférable à une mort misérable et certaine tant de la mère que de l'enfant» (2).

Jean Scultet pense que cette opération se peut faire, la mère et l'enfant restant sains et saufs (3).

Mauriceau soutient que l'opération césarienne ne doit jamais être faite qu'après la mort de la femme.

Il s'étonne (et ce sont ses expressions) «que plusieurs ignorants fassent tous les jours, à la campagne, la section césarienne par un pernicieux abus que tous les magistrats devraient empêcher....

«C'est pourquoy, ajoute le même auteur, je loue grandement Guillemeau qui, pour désabuser le public d'une si méchante et si pernicieuse pratique, dit en parlant de cette fatale opération et avoue, comme s'en repentant, l'avoir faite en deux rencontres en la présence d'Ambroise Paré, et l'avoir vu faire trois autres fois par trois chirurgiens très-habiles qui n'obmirent aucune circonstance pour la faire bien réussir, dont toutes les femmes moururent. Quant à Paré, il ne veut pas témoigner qu'il l'ait vu faire ces deux fois que Guillemeau récite, pour ne pas faire connoître à la postérité qu'il ait été capable de consentir à une telle cruauté.....

«Si quelques femmes en sont échappées, nous devons croire que ça a été miraculeusement et par la volonté expresse de Dieu..... plutôt que par aucun effet de la prudence humaine» (4).

---

(1) A. Paré, *OEuvres complètes*, livre XXIV, chap. 38, p. 956. édit. de 1598.

(2) *OEuvres de maistre François Thevenin*, p. 160, édit. de 1669.

(3) Jean Scultet, *Arsenal de chirurgie*, p. 160, édit. de 1675.

(4) Mauriceau, *Traité des maladies des femmes grosses*, etc., livre Ier, chap. 32, p. 353-354, édit. de 1721.

Dionis. « Par tout ce que j'avance, nous voyons que cette opération sur une femme vivante est absolument condamnée, et qu'il devrait y avoir punition pour ceux qui seraient assez téméraires pour la hasarder, parce qu'il ne doit pas être permis d'égorger une femme impunément; mais, en même temps qu'on la défend sur une femme vivante, on ordonne de la pratiquer sur une femme morte, et même on est obligé, par un commandement de la loi, d'ouvrir le ventre à toutes les femmes grosses dans le moment qu'elles viennent d'expirer » (1).

D'après Boerhaave, elle était si dangereuse qu'on pouvait à peine compter 1 succès sur 14 opérées.

Smellie. « Lorsqu'on ne peut venir à bout de délivrer une femme par aucun des moyens que nous avons décrits et recommandés cidessus, en parlant des accouchements laborieux et contre nature, etc., dans de pareilles extrémités, si la femme est forte et d'un bon tempérament, on peut certainement prescrire l'opération césarienne; on doit même l'entreprendre, parce qu'il n'y a pas d'autre moyen pour sauver la mère et l'enfant, et qu'il vaut mieux recourir à une opération qui a quelquefois réussi que de les abandonner l'un et l'autre à une mort certaine » (2).

Puzos. « Si les vices de conformation du bassin sont une raison suffisante pour autoriser l'opération césarienne, il faut convenir que, quand ces causes donnent lieu de craindre la rupture de la matrice, la même opération doit être regardée comme l'unique ressource » (3).

Levret, moins sévère que Mauriceau pour l'opération césarienne,

---

(1) Dionis, *Traité général des accouchements*, chap. 28, p. 311, édit. de 1721.

(2) Smellie, traduit de l'anglais par Préville, section 3, page 398, édition de 1754.

(3) Puzos, *Traité des accouchements*, § 21, page 408, édition de 1759.

sans toutefois en nier les dangers, combat l'aphorisme suivant: comme l'opération césarienne cause toujours la mort à la femme qui la souffre, on ne la doit jamais entreprendre durant qu'elle est encore en vie.

« Il n'est pas vrai, dit cet auteur, que l'opération césarienne cause toujours la mort à la femme qui la souffre; il y a trop de faits avérés qui déposent contre ce sentiment, surtout lorsque cette opération est faite à temps : ainsi cet aphorisme n'est pas exact, étant outré » (1).

Ravaton. « Nous venons de voir qu'il y a des cas où l'on est obligé de sacrifier l'enfant pour sauver la mère. Nous allons examiner ceux où l'on est forcé d'exposer la mère à une mort presque assurée pour conserver la vie à son enfant; car il est constant que l'opération césarienne, que j'avais toujours crue mortelle, est seulement très-dangereuse, et qu'au contraire le crochet donne certainement la mort à l'enfant.

« Je crois qu'on ne doit jamais exposer la mère aux risques de l'opération césarienne, à moins qu'on ne soit convaincu, par un examen réfléchi, qu'il est impossible d'introduire le crochet dans la matrice pour tuer l'enfant » (2).

L'opinion de la plupart des auteurs de ce siècle n'est pas plus favorable à la gastro-hystérotomie que celle des auteurs précédents; les passages de leurs ouvrages, qui sont en désaccord complet avec ce que Simon n'avait pas craint d'avancer, nous montrent bien toute la gravité de cette opération.

Desault. « Je suis fort d'avis qu'il n'y ait plus d'opération césarienne... Il faut donc bannir cette opération sur le vivant, et atten-

---

(1) Levret, *Traité de l'art des accouchements*, section 48, page 468, édition de 1766.

(2) Ravaton, *Pratique moderne de chirurgie*, t. III, p. 195-196, édition de 1776, publiée par Sue.

dre que la mort soit consommée, puisque nous savons qu'en saisissant l'instant de la mort, on conservera la vie à l'enfant. Je dis plus: dans le cas où il serait très-probable que la femme échapperait aux suites fâcheuses de son état et que l'enfant seul succomberait, dans le cas où l'opération n'aurait pas lieu, il est de l'homme probe de ne point se permettre cette opération ; car la vie de la mère connue est bien plus précieuse que celle d'un enfant inconnu, et dont l'existence est si fragile qu'il y a beaucoup plus à parier contre sa vie qu'en faveur de sa vie.

« L'opération césarienne a-t-elle quelquefois réussi ? Abordons la question franchement, et convenons qu'elle n'a jamais réussi dans les hospices d'humanité. Mes larmes coulent en pensant au nombre prodigieux de victimes égorgées dans ce cas pour le progrès des sciences » (1).

La gastro-hystérotomie est pour Stein « l'opération chirurgicale la plus dangereuse que l'on puisse faire à une femme en couches » (2).

Blundell enseigne que lorsqu'on est appelé à pratiquer cette horrible opération, on doit tâcher d'enlever à la femme la possibilité d'une fécondation nouvelle, en lui retranchant de chaque côté une portion des trompes de Fallope (3).

---

(1) Desault, *Cours théorique et pratique de clinique externe*, p. 408, édition de 1803.

(2) Stein, traduit par Briot, *l'Art d'accoucher*, t. II, chap. 12, p. 155, édition de 1803.

(3) Blundell « suggests, if we are called upon to perform this dreadful opera« tion, that we should endeavour to prevent the possibility of the woman again « conceiving. He therefore proposes that, after the child is extracted, we should « destroy the continuity of the Fallopian tube on each side, by removing a small « portion of its substance. By this means we should not take away desire, though « we should prevent the possibility of conception. » (Blundell, *Obstetricy*, by Castle, p. 566.)

Gardien, dans sa 2e édition, la trouve si funeste, qu'il est d'avis de lui substituer la symphyséotomie; il pense que par ce moyen la femme a plus de chances d'échapper à la mort, et il s'exprime ainsi relativement à l'opération césarienne :

« M. Baudelocque l'a fait adopter de nos jours comme un bienfait par la Société de Médecine. Malgré ce jugement, les praticiens continuent à regarder la gastro-hystérotomie comme une opération si dangereuse que l'on ne doit l'entreprendre que lorsqu'il ne se présente aucune autre ressource» (1).

Maygrier. « Tour à tour employée sans mesure, abandonnée ensuite, proscrite à cause de ses dangers, elle est considérée aujourd'hui comme elle aurait dû toujours l'être, c'est-à-dire comme un moyen violent, comme une opération très-dangereuse sans doute, mais comme dernière et unique ressource qui reste à l'art pour sauver la mère et l'enfant d'une mort certaine» (2).

Capuron. « Les suites de cette opération sont toujours redoutables pour la mère. L'hémorrhagie, dont la source peut provenir soit des sinus utérins qui se rendent au placenta, soit des artères latérales de la matrice que l'hystérotome ne peut toujours éviter; l'inflammation de ce viscère, du péritoine et de l'intestin; la suppuration, la gangrène, l'épanchement des lochies dans l'abdomen; des hernies consécutives, ou des éventrations plus ou moins considérables: telle est la somme des accidents qui paraissent inséparables de l'opération césarienne, et qui empêchèrent autrefois Mauriceau et de Lamotte de la pratiquer avant la mort de la femme» (3).

Mme Lachapelle. « L'opération césarienne est si cruelle et si souvent funeste, qu'on ne doit la pratiquer que quand on est sûr de

---

(1) Gardien, *Traité complet d'accouchements et des maladies des filles, femmes, et des enfants*, t. III, p. 63, édit. de 1816.

(2) Maygrier, *Nouvelles démonstrations d'accouchements*, p. 61, édit. de 1822.

(3) Capuron, *Cours théorique et pratique d'accouchements*, p. 638, édit. de 1823.

sauver du moins les jours de l'enfant, si on a le malheur de perdre la mère. Aucune de ces opérations, pratiquées à notre hospice (Maison d'accouchements), n'a permis à la femme de se rétablir ; cependant les auteurs citent beaucoup d'exemples de guérison... Que l'opération ait été faite à propos ou non, ces exemples n'en prouvent pas moins qu'elle n'est pas essentiellement mortelle. Mais, si l'on considère que la majeure partie des opérations malheureuses n'ont pas reçu la même publicité que les faits rendus plus curieux par la réussite, on en conclura également que c'est une des opérations les plus graves, et qu'il ne faut y recourir que dans les cas d'absolue nécessité» (1).

Jules Hatin, après avoir exposé tous les dangers qu'elle peut occasionner, s'exprime ainsi :

«Tels sont les accidents qui, le plus souvent, rendent l'opération césarienne si souvent funeste pour la mère» (2).

Dugès. «La péritonite suit ordinairement de près l'opération césarienne. Elle se déclare avec une violence presque toujours indomptable; quelques heures suffisent parfois pour amener la mort; d'autres fois la vie se prolonge pendant quelques jours au milieu d'affreuses douleurs» (3).

D'après S. Cooper, l'hystérotomie abdominale n'offrirait pas un seul exemple bien avéré de succès dans la Grande-Bretagne (4).

Fielding-Ould dit que la pratiquer est une preuve d'inhumanité détestable, illégale et barbare (5).

---

(1) Mme Lachapelle, *Pratique des accouchements*, t. III, page 443-444, édition de 1825.

(2) Hatin, *Manœuvre des accouchements contre nature*, p. 270, édit. de 1827.

(3) Dugès, *Traité de la science et de l'art des accouchements*, page 330, édition de 1830.

(4) *Principl. of midwif.*, etc., 1832, et *Dict. pratiq. de chir.*, art. *Opér. césarienne*.

(5) Hamilton, *Outlines of midwif.*, etc., p. 350.

M. Velpeau termine ainsi ses considérations sur tous les dangers attachés à l'opération césarienne et sur les rares succès obtenus :

« Ces détails suffiront, je pense, pour faire sentir toute la gravité de l'opération césarienne aux jeunes praticiens, et pour les empêcher d'y avoir recours sans une nécessité absolue » (1).

MM. Paul Dubois, Danyau et Depaul, en France, Van Huël, Simonart et Lutens, en Belgique, se sont prononcés dans le même sens en s'appuyant à peu près sur les mêmes considérations.

Burns. « Quand on met en balance l'opération césarienne avec l'emploi du crochet ou la provocation à l'avortement, il faut peser la valeur de la vie de la mère relativement à celle de son enfant. La plupart des hommes ont regardé la vie de la mère comme de la plus haute importance, et par conséquent, comme l'opération césarienne est remplie de danger pour elle, aucun accoucheur anglais ne la pratiquera, lorsqu'en détruisant l'enfant, il pourra terminer l'accouchement par les voies naturelles..... Si l'on se borne aux succès que cette opération a obtenus dans cette île, on doit la regarder comme presque toujours mortelle pour la mère. »

Après quelques considérations sur les cas qui peuvent déterminer une rupture de matrice, le même auteur ajoute : « L'on est par conséquent conduit à conclure que la mère, qui ne peut être délivrée par le crochet, doit se soumettre à l'opération césarienne, ou doit périr inévitablement avec le fruit de sa grossesse » (2).

Ramsbotham rapporte que dans la Grande-Bretagne cette opération est très-restreinte sur le sujet vivant, et par conséquent très-rare, mais qu'il en est tout autrement quand la mère est morte et qu'on a lieu de soupçonner l'existence de l'enfant (3).

---

(1) Velpeau, *Traité complet de l'art des accouchements*, p. 448, édit. de 1835.

(2) John Burns, *The principles of midwifery*, chap. 7, *Of impracticable labour*, édit. de 1843.

(3) « Although in Britain we restrict this operation on the *living* subject to

D'après M. Simpson, les accoucheurs anglais n'ont jamais pensé avoir le droit de recourir à l'opération césarienne, si ce n'est dans les cas qui ne permettent point l'extraction de l'enfant par l'embryotomie (1).

J. Jacquemier. « En France et sur le reste du continent, elle fut acceptée et pratiquée avec une ferveur qui est loin d'être à l'abri de tout reproche » (2).

Chailly. « L'opération césarienne est une des plus graves qu'on puisse pratiquer sur une femme vivante ; les 5 sixièmes au moins des femmes sur lesquelles elle a été pratiquée ont succombé...

« ... En présence de pareils résultats, on a peine à comprendre comment on peut se décider à la tenter encore sur une femme vivante, toutes les fois qu'en sacrifiant le produit, il est possible de sauver la mère...

« Je suis certain qu'un jour viendra où la génération qui nous succède, jugeant sans passion, rendra une éclatante justice au céphalotribe, et proscrira l'opération césarienne dans les cas où, en agissant sur le produit, il sera possible de sauver la mère » (3).

« such extreme disproportion as must render its performance very infrequent in-« deed, yet the case is widely different when the mother has expired, and any « suspicion is entertained of the child's survival » (Ramsbotham, *Obstetric medicine and surgery*, p. 311, édit. de 1851).

(1) « British accoucheurs have never deemed themselves entitled to have re-« course to the cæsarean section, unless the pelvic apertures were so much re-« duced as to prohibit the practicability of the extraction of the child through them « by embryulcio. With them the *propriety* of delivery by the cæsarean section « begins exactly with that degree of pelvic deformity at wich the *possibility* of de-« livery by embryulcio terminates. » (Simpson's *The obstetric memoirs and contributions*, t. I, p. 662, édit. de 1855.)

(2) J. Jacquemier, *Manuel des accouchements*, t. II, section 6, page 497, édition de 1856.

(3) H. Chailly, *Traité pratique de l'art des accouchements*, § 2, p. 552, 553, édit. de 1842.

M. Cazeaux. « Cette opération peut se pratiquer sur la femme, lorsque les voies par lesquelles le fœtus doit être expulsé sont tellement étroites ou obstruées, que l'accouchement est impossible par l'application du forceps ou la symphyséotomie, et que la mutilation du fœtus elle-même ne permettrait son extraction qu'en exposant la femme aux plus grands dangers ; elle peut se pratiquer sur la femme qui vient de mourir pendant les derniers mois de la grossesse, dans le but unique de sauver l'enfant » (1).

M. Ch. Pajot, après avoir énuméré à son tour tous les dangers que présente l'opération césarienne, termine ainsi :

« Depuis cent cinquante ans, on ne compte pas à Paris un seul cas où l'opération césarienne ait réussi dans les hôpitaux d'accouchements. On fait grand bruit des rares succès obtenus dans les départements, mais vient-on nous parler de toutes les femmes qui ont succombé après cette terrible opération ? Elles ne sont plus là, les malheureuses, pour protester contre une pratique si barbare. Pour moi, je ne pratiquerai jamais cette opération, tant que l'emploi du céphalotribe sera possible. Dans le cas contraire, c'est-à-dire lorsque je me trouverai en présence d'un rétrécissement porté au plus haut degré, alors seulement j'y aurai recours, car elle est la seule ressource pour sauver sinon la mère, au moins le fœtus, qui, dans une telle circonstance, doit reprendre tous ses droits à la vie » (2).

Nous n'avons que peu de mots à dire de la symphyséotomie, qui est aujourd'hui à peu près unanimement rejetée. Cette opération, qui avait été en quelque sorte pressentie par Galien, fut proposée

---

(1) Cazeaux, *Traité théorique et pratique de l'art des accouchements*, t. II, chapitre 8, p. 883, édit. de 1856.

(2) M. Ch. Pajot, cours complet d'accouchements, année 1857, et leçons cliniques sur les accouchements difficiles, hôpital des Cliniques, pendant les mois de septembre et octobre 1857.

réellement par Séverin Pineau. Ce dernier écrivit que dans les cas de disproportion entre le volume de l'enfant et l'étendue des diamètres du bassin, on pourrait, pour faciliter l'accouchement, faire la section de la symphyse des pubis sur la femme.

Les physiologistes disent, en parlant des ligaments qui réunissent cette symphyse : « Non modo dilatari, sed etiam secari possunt » (1).

Environ deux siècles plus tard, en 1768, Sigault, encore étudiant, frappé des avantages qui devaient résulter de la division de la symphyse des pubis, en fit le sujet de plusieurs mémoires; aidé par un de ses élèves, Alphonse Leroy, il pratiqua cette opération avec succès. Plus tard Alphonse Leroy eut lui-même l'occasion de la faire neuf fois. Damen eut recours deux fois à la même opération sur la même femme, la première en 1783, et la seconde en 1785. Verman offre le même cas de récidive en 1811 et 1812.

Antoine Dubois opéra aussi, par la même méthode, deux fois avec succès, la femme Lausanne. Siebold, dans une dissertation latine publiée en 1779, et qui avait pour titre : *Comparatio inter sectionem cæsaream..... et synchondrotomiam,* avait préconisé cette opération dans le cas où l'étroitesse du bassin rend l'accouchement impossible. Sa conclusion était que la synchondrotomie était moins cruelle que l'opération césarienne, et n'en offrait pas tous les dangers. Gardien lui accordait de grands avantages sur la section césarienne, tandis que M. le professeur Velpeau pense, avec Désormeaux, « qu'en résumé, la section des pubis n'est guère moins grave que l'opération césarienne, et que son usage doit se renfermer dans des limites assez étroites » (2).

Il faut ajouter que si elle est presque aussi grave pour la mère,

---

(1) *Opuscul. physiol. et anat.*, lib. II.

(2) Velpeau, *Traité complet de l'art des accouchements*, t. II, § 2, p. 439, édit. de 1835.

elle est loin de présenter pour l'enfant les mêmes avantages que l'hystérotomie abdominale; les tractions qu'on est obligé presque toujours de faire sur lui pour l'extraire compromettent sa vie. Cette opération n'a plus raison d'être; l'accouchement prématuré artificiel est appelé désormais à rendre de bien plus utiles services, en supposant même le cas où la symphyséotomie pourrait permettre d'extraire le fœtus sans violence.

L'embryotomie se pratique en Angleterre bien plus souvent qu'en France. A moins de nécessité absolue, la plupart des accoucheurs de la Grande-Bretagne, proscrivant l'opération césarienne et la symphyséotomie, n'hésitent pas, depuis Osborne, à perforer le crâne du fœtus ou à le mutiler quand il est vivant. « Lorsqu'il est impossible, disait Smellie, de délivrer l'enfant sans y employer une si grande force que la vie de la mère en serait en danger, parce que la tête est trop grosse ou le bassin trop étroit, en pareil cas, il devient absolument nécessaire d'ouvrir la tête, et d'en faire l'extraction avec la main, avec le forceps ou avec le crochet » (1).

Stein s'est prononcé dans le même sens, et a donné une grande extension à l'emploi de la céphalotomie. En Allemagne, Wigand, et en France, MM. Cazeaux, H. Chailly, et Ch. Pajot, adoptent complétement cette opinion. Nous avons exposé les différentes appréciations des auteurs sur l'embryotomie, à propos de l'opération césarienne; nous n'avons pas à y revenir ici.

---

(1) Smellie, traduit de l'anglais par Préville, section 5, art. 1er.

SECONDE PARTIE.

> Beaucoup de succès ont été proclamés au sujet de l'opération césarienne; mais nous doutons que les insuccès aient été enregistrés avec le même soin; et notre opinion est que si l'on connaissait aussi bien les uns que les autres, on trouverait une proportion bien moins encourageante encore que celle qui ressort des documents consignés dans les annales de l'art.
>
> (MOREAU, *Traité des accouchements.*)

CHAPITRE Ier.

Des dangers et des avantages de l'opération césarienne.

L'opération césarienne est-elle véritablement aussi redoutable que semblent l'indiquer, dans leurs traités, la plupart des auteurs dont nous avons cité les passages? Nous allons voir, par les divers résultats obtenus jusqu'ici, toute la gravité de cette opération.

M. Velpeau rapporte que, sur 265 hystérotomies pratiquées pendant le XVIIIe siècle et une partie du XIXe, 118 femmes ont été sauvées, 147 sont mortes; 67 enfants vivants, 29 morts, et 169 sans renseignements. Ainsi, d'après cet auteur, le rapport des femmes sauvées aux femmes mortes est environ de 4 : 3 (1).

M. Matthew Nimmo, chirurgien de Dundee, a noté 40 insuccès et 7 cas heureux seulement sur 47 opérations césariennes pratiquées

---

(1) Velpeau, *oper. citat.*

en Angleterre, de 1739 à 1750; il indique 26 enfants vivants et 21 morts (1).

Le Dr Goodman, dans une statistique comprenant le XVIIIe siècle et une partie du XIXe, indique que, sur 37 opérations pratiquées dans la Grande-Bretagne, 4 mères seulement se sont rétablies, 33 sont mortes, et que, des 37 enfants, 18 sont morts et 19 ont vécu (2).

Sur 147 cas réunis et publiés par Ch. West, 38 femmes seulement ont survécu plus de quatre jours à l'opération, et 109 ont succombé; d'où il résulte qu'on n'a pu en sauver que 2 sur 9 (3).

Kayser, dans sa consciencieuse statistique comprenant tous les faits authentiques, a trouvé en moyenne, sur 100 opérations, 79 cas de mort pour la femme. D'après M. Stoltz de Strasbourg, la statistique de Kayser serait exagérée ; il aurait pu noter 5 succès de plus dans la période embrassée par cet auteur. Le médecin danois, poussant ses observations plus loin, a établi que les résultats varient avec le temps qui s'est écoulé entre le commencement du travail et l'opération. Ainsi sa statistique nous apprend qu'il y a eu 20 succès sur 39 femmes opérées dans les six premières heures, tandis que sur 135 femmes opérées dans les soixante et douze premières heures, 54 seulement ont été sauvées, 81 sont mortes. Sur 37 enfants extraits avant ou six heures après la rupture des membranes, 3 seulement sont morts; 7 sont morts dans les vingt-quatre premières heures, et lorsque l'on a attendu plus de vingt-quatre heures après la rupture des membranes, la moitié seulement des enfants échappe à la mort (4). D'où il résulte que l'opération est d'autant plus dangereuse pour la mère, qu'il s'est écoulé plus de temps depuis la rup-

(1) *L'Union médicale*, 1852.

(2) *British obstetrical record*, t. I.

(3) Volume des *Transactions médico-chirurgicales de Londres*, 1851.

(4) *De Eventu cæsareæ.*

ture des membranes, et que, pour l'enfant, plus le travail se prolonge, moins on a de chance de le conserver à la vie.

M. Stoltz insiste sur cette sage méthode et lui accorde de grands avantages; il pense qu'on est à peu près certain aujourd'hui, grâce à l'auscultation, d'obtenir l'enfant vivant. Bien avant lui, en 1829, M. Velpeau avait déjà appelé l'attention des accoucheurs sur ce point; le savant professeur a reproduit la même idée dans son édition de 1835, t. II, p. 458.

Le Dr Lee a publié, pour sa part, une statistique assombrie des funestes effets de l'opération césarienne, relativement à la mortalité de la mère, et rapporte, entre autres, un cas où l'hystérotomie causa la mort d'une femme qu'on aurait très-bien pu délivrer en provoquant l'accouchement prématuré.

M. Villeneuve, dont on connaît la grande répulsion pour la pratique de l'avortement provoqué, s'est livré à de laborieuses recherches sur les hystérotomies faites depuis le commencement de ce siècle en France, en Allemagne, en Italie et en Amérique, et l'on remarque, non sans étonnement, que sur les 84 opérations publiées par lui dans ces dernières années, il y a 40 individus, tant femmes qu'enfants, dont le sort n'est pas indiqué. Une seule fois, ce professeur d'accouchements à l'École de Marseille a pratiqué pour sa part l'opération césarienne, et il nous apprend « que la femme est morte douze heures après, à la suite d'une hémorrhagie veineuse qu'aucun moyen n'a pu arrêter. L'enfant, retiré de la matrice dans un état de mort apparente, a fini par être rappelé à la vie par M. Magail père. L'enfant a vécu trois jours et treize heures. »

A côté de ces statistiques si tristement éloquentes, M. Metz et d'autres médecins allemands, dans un mémoire où l'emploi méthodique par le froid est préconisé, publient 7 succès sur 8 cas (1).

---

(1) Journal belge de médecine, de chirurgie et de pharmacologie, octobre 1855 et mars 1856.

La *Gazette médico-chirurgicale d'Édimbourg* rapporte l'observation d'une femme qui aurait subi quatre fois heureusement l'opération césarienne. Elle aurait été opérée, d'après ce journal, le 18 juin 1826, par Zwanch ; le 21 janvier 1830, par Widemann ; enfin, les 23 avril 1832 et 24 juin 1836, par M. Michaëlis (1).

Indépendamment de ces faits, nous avons réuni les 58 cas suivants d'hystérotomie abdominale sur la femme vivante, en consultant les divers journaux français et étrangers, ainsi que les différents mémoires publiés depuis l'année 1839 jusqu'au 1er janvier dernier. Dans ce nombre, nous avons trouvé, pour les femmes, 34 succès et 24 revers; 27 enfants vivants, 18 morts, et 13 sans renseignements. Sur ces 34 cas de guérison, plusieurs malades ont été perdues de vue par les accoucheurs quinze jours après avoir été opérées, et 2 d'entre elles ont quitté l'hôpital avant que la plaie produite par la section césarienne fût complétement cicatrisée.

Parmi les 34 succès, M. Stoltz en a obtenu 4. Ce professeur déclare avoir pratiqué l'hystérotomie abdominale 6 fois; 4 fois il est parvenu à sauver la mère et l'enfant en même temps, et les 2 autres fois les enfants ont été conservés en vie. Par conséquent 10 individus sur 12 ont été arrachés à une mort certaine (2).

Elle a été aussi pratiquée avec succès une fois par M. Godefroy (de la Mayenne), le 27 mars 1840 (3) ; une fois par M. Stracke, de Cassel, en 1840 (4); une fois par M. Kœningsfeld, en 1840 (5); une fois par M. Schacht, de Dierdorf, le 27 juillet 1840 (6); deux fois par le pro-

---

(1) *The Edinburgh medical and surgical journal,* 1837.

(2) Mémoire présenté à la Faculté des sciences en septembre 1854.

(3) *Correspondance médicale,* 1840.

(4) *Neue Zeitschrift für Geburtskunde,* 1840.

(5) *Wochenschrift für die gesammte Heilkunde,* 1841.

(6) *Wochenschrift für die gesammte Heilkunde,* 1841.

fesseur Kilian sur la même femme (1) ; une fois par M. Monin, en 1843 (2); une fois par M. Goodman, en 1844 (3) ; une fois par M. Bresciani, de Borsa, en juillet 1844 (4); une fois par M. Lebleu, de Dunkerque, le 10 octobre 1844 (5) ; une fois par M. Leitner, de Vienne) (6); une fois par M. Pitre-Aubinais, en 1845 (7); deux fois par M. Mestenhauser (8), une fois par M. Kunsemuller (9); deux fois par M. Custodi, la première le 21 juin 1848, et la seconde le 22 novembre 1849 (10); trois fois par M. Guisard (11); une fois par M. Tueffert, à Montbéliard (Doubs) (12); une fois par M. Sclafer, de Sarreguemines, le 15 janvier 1846 (13); une fois par M. Bouchacourt (14); une fois par M. Bobilier, de Dunkerque, le 18 août 1850 (15); une fois par M. Aerschodt, le 2 décembre 1851 (16); une

(1) *Holscher's Honnov. Annalen*, t. IV.

(2) *Journal de médecine de Lyon*, 1843.

(3) *The Medical times*, 1849.

(4) *Gazette des hôpitaux*, 1er mars 1845.

(5) *Gazette des hôpitaux*, 10 décembre 1844.

(6) *Medicinishe Jahrbucher des œsterreichischen Staates*, 1845.

(7) *Journal de la section de médecine de la Société académique du département de la Loire-inférieure*, 1845.

(8) *OEsterreichische medicinische Wochenschrift*, 1845.

(9) *Neue Zeitschrift für Geburtskunde*, 1846.

(10) *Gazetta medica lombarda*, 1850.

(11) Mémoire lu à l'Académie de Médecine de Paris par M. Dubois (d'Amiens), séance du 3 avril 1849.

(12) *Gazette médicale* de 1850.

(13) *Gazette médicale de Strasbourg*, 1846.

(14) Mémoire lu à l'Académie de Médecine de Paris par M. Dubois (d'Amiens), séance du 29 avril 1851.

(15) *Gazette des hôpitaux*, 4 novembre 1851.

(16) *Annales de la Société de médecine d'Anvers*, 1851.

fois par M. Reali (1); deux fois par M. Merinas, la seconde fois le 25 octobre 1855, chez la même femme qui avait déjà subi antérieurement une opération césarienne (2); une fois par M. Pauquinot, à l'hospice de la Maternité de Tulle (3); enfin une fois par M. Thornton, le 1er octobre 1856 (4).

Quant aux cas malheureux, M. P. Dubois en compte sept à l'hôpital des Cliniques, depuis l'année 1839 : le premier, le 30 mars 1839; le second, le 22 janvier 1840; le troisième, le 10 juin 1842; le quatrième, le 15 mai 1847; le cinquième et le sixième, à peu de distance l'un de l'autre, les 13 et 26 janvier 1855 (5), et enfin le septième, le 30 mars 1857. M. Hœbeke, un, le 13 avril 1839 (6); M. Ritgen, un, en 1841 (7); M. Hinckel, un, en 1843 (8); M. Fischer, un, en 1843 (9); M. Ed. de Siebold, un, le 14 mars 1844 (10); M. Kunsemuller, deux (11); M. Stoltz, de Strasbourg, deux (12); M. Gueury, un

---

(1) *Il Raccoglitore medico di fano*, 1854.

(2) *Medical examiner*, 1854, et *The Charleston medical journal and review*, octobre 1855.

(3) Rapport lu à l'Académie de Médecine de Paris par M. Depaul, séance du 25 août 1857.

(4) *The Lancet*, 1857.

Les divers succès obtenus en province ont suggéré l'idée à plusieurs praticiens, et notamment à M. Guisard, d'envoyer à la campagne les femmes que l'on aurait l'intention de soumettre à l'opération césarienne.

(5) *Gazette des hôpitaux*, années 1839, 1840, 1842, 1847 et 1855.

(6) *Annales de la Société des sciences naturelles et médicales*, 1840.

(7) *Neue Zeitschrift für Geburtskunde*, 1841.

(8) *Neue Zeitschrift für Geburtskunde*, 1843.

(9) *The London and Edinburgh monthly journal of medical science*, 1843.

(10) *Neue Zeitschrift für Geburtskunde*, 1841.

(11) *Neue Zeitschrift für Geburtskunde*, 1846.

(12) Mémoire lu à la Faculté des sciences, en septembre 1854.

en 1848 (1); M. Putegnat, un (2); M. Barrier, un, à l'hôtel-Dieu de Lyon, le 9 avril 1851 (3); M. Boireau, un, le 12 octobre 1851, chez une femme qui avait été opérée précédemment d'une fistule vésico-vaginale par M. Jobert de Lamballe (4); M. Reali, un, en 1854 (5); M. Boecker, deux (6); enfin M. Dumas, un, le 28 février 1855, à l'hôpital de la Maternité de Montpellier (7).

Nous déclarons n'attacher aucune espèce d'importance à ces 58 nouveaux cas, recueillis par nous avec la plus scrupuleuse exactitude : ils sont, à nos yeux, une preuve nouvelle de l'empressement que l'on met à enregistrer tous les succès, sans peut-être en excepter un seul. Tout le monde reconnaîtra avec nous qu'en revanche, il n'en est pas de même des cas malheureux, qu'un certain nombre de praticiens se décident beaucoup plus difficilement à avouer et à publier. Nous ferons remarquer aussi qu'à mesure qu'on se rapproche des grandes villes, où les moyens de publicité sont plus faciles, et où les témoins sont plus nombreux, la mortalité devient de plus en plus considérable. Comment, de l'aveu même des accoucheurs, pendant les trente dernières années qui viennent de s'écouler, à Paris, il n'a pas été obtenu un seul succès, et à Londres, d'après M. Simpson, sur 25 femmes opérées, 24 sont mortes. A l'hôpital des Cliniques, M. P. Dubois lui-même, sur 7 opérations qu'il a pratiquées depuis dix-huit années, a eu 7 revers, et l'on

(1) *Journal de médecine de Bruxelles*, 1848.

(2) *Journal de médecine de Bruxelles*, 1848.

(3) *Gazette des hôpitaux*, 7 août 1851.

(4) *Gazette des hôpitaux*, 6 décembre 1851.

(5) *Il Raccoglitore medico di fano*, 1854.

(6) *Deustche Zeitschrift für die Staats-Arzneikunde*, 1855.

(7) Observation particulière que nous devons à l'obligeance d'un docteur de la Faculté de Montpellier.

compterait, tant en province qu'à l'étranger, sur 51 opérations, 34 succès, c'est-à-dire qu'on aurait réussi dans les deux tiers des cas; voilà ce qu'il est impossible d'accepter, même en tenant compte de toutes les circonstances défavorables à l'opération césarienne dans les grands centres de population.

Nous admettons que l'insalubrité de l'atmosphère exerce une influence très-fâcheuse sur les hystérotomies des hôpitaux, sans toutefois établir une parfaite similitude entre elles et les grandes amputations des mêmes lieux. (M. le professeur Malgaigne a fait remarquer combien l'encombrement des hôpitaux et même le séjour dans les grandes villes sont funestes aux opérés) (1). Nous admettons aussi comme une circonstance très-défavorable pour l'opération césarienne soit le rachitisme ou l'ostéomalacie, soit cet état que M. le professeur Bouchardat a si bien décrit sous le nom de *misère physiologique*, en d'autres termes, d'appauvrissement général de l'économie, et que l'on rencontre le plus fréquemment chez les habitants des grandes villes et surtout chez les sujets qui viennent réclamer les soins des hôpitaux. C'est, en effet, au sein des nombreuses populations que se trouvent ordinairement ces constitutions affaiblies soit par les excès de toutes sortes, soit par les privations, et devenues par conséquent incapables de supporter une opération grave.

Mais ces raisons-là, qui méritent d'être prises sérieusement en considération, sont-elles suffisantes pour expliquer les insuccès constants des grandes villes et des hôpitaux? nous ne le croyons pas. D'un autre côté, si le manuel opératoire et les procédés particuliers de pansements avaient toute l'importance que des accoucheurs ont paru leur accorder, pourquoi tous ces résultats si

---

(1) Malgaigne, *Statistique des grandes opérations chirurgicales.*

effrayants à Paris et à Londres, entre les mains les plus expérimentées (1)?

Il y a quatre-vingts ans, Baudelocque exprimait en ces termes son étonnement à ce sujet :

« Ainsi, disait-il, d'un côté l'opération se fait au milieu du foyer des lumières des deux écoles, et l'événement n'en est pas plus heureux ; de l'autre côté au contraire, un seul homme inhabile, obscur, se fait l'arbitre de la destinée de deux êtres ; il opère sans aides, sans préparatifs, sans instruments convenables, et l'opération est suivie de réussite. Il semble que la nature se complaise à refuser le succès aux efforts de l'art le plus sagement combinés, comme si elle craignait d'en partager la gloire avec des hommes qui seraient mieux fondés que les autres à s'attribuer de tels succès. »

D'après ce qui précède, nous arrivons à conclure, avec M. Villeneuve, « que les statistiques les plus consciencieusement exactes ne pourront jamais donner de règles fixes pour adopter ou rejeter l'opération césarienne » (2).

Enfin nous pensons : 1° qu'il serait plus qu'imprudent, après un si grand nombre d'essais malheureux, de tenter encore les chances de cette opération, surtout dans les grands centres de population et dans les hôpitaux, tant que l'on peut demander à l'embryotomie le salut de la mère ; 2° que l'on ne devra jamais recourir à l'hystérotomie abdominale que dans le seul cas où le rétrécissement du bassin ne permet point le passage du céphalotribe.

---

(1) *Gazette des hôpitaux*, 1854-1855.

(2) Villeneuve, *Statistique des opérations césariennes*.

CHAPITRE II.

Des dangers et des avantages de l'embryotomie.

L'embryotomie est une opération par laquelle on divise les parties du fœtus pour les extraire les unes après les autres. Elle consiste tantôt dans de simples ponctions ou incisions pratiquées sur la tête, la poitrine, ou l'abdomen, pour en diminuer le volume ; tantôt elle a pour but de diviser le corps de l'enfant en plusieurs parties (1).

Ainsi elle comprend : 1° la crâniotomie, 2° la céphalotripsie, 3° la section du cou, 4° l'embryotomie proprement dite ou démembrement du fœtus.

Cette dernière opération est surtout usitée en Angleterre : elle consiste, pour les accoucheurs de la Grande-Bretagne, dans l'éventration du fœtus, d'après le procédé de Robert Lee. En France, elle est réservée pour les cas où l'enfant se présentant par l'épaule, la version a été reconnue impossible.

Les accoucheurs anglais n'hésitent pas à pratiquer la mutilation du fœtus, toutes les fois qu'ils se trouvent en présence d'un rétrécissement du bassin qui ne leur permet pas de conserver la vie de l'enfant sans recourir à une opération gravement compromettante pour les jours de la mère, et cependant chez eux le fœticide (*child murder*) est puni de mort. « On n'a jamais recours à cette opération, dit Ramsbotham, que dans le but de sauver la mère et de la préserver pour l'avenir de dilacérations ou de ces lésions affreuses, telles que fistules, gangrènes, etc. etc. » (2).

---

(1) Cazeaux, *op. cit.*, p. 889.

(2) «But it is never had recourse to except for the purpose of saving life, or «preventing future misery. Did the mother perish, the fœtus within her must

Un grand nombre d'auteurs, parmi lesquels on compte Boër et Mme Lachapelle, n'admettent l'embryotomie que dans le seul cas où le fœtus est mort et tant que le rétrécissement du bassin permet le passage de la main. Capuron considérait la pratique de cette opération sur l'enfant vivant comme un outrage envers la nature ; il ne la comprenait que sur le fœtus mort. M. Velpeau établit avec Capuron une distinction entre les cas où le fœtus est mort et ceux où il est vivant dans le sein maternel. « Lorsque le plus petit diamètre du bassin, dit ce savant professeur, a moins de 12 à 15 lignes (0m,027 à 0m,033), que le fœtus vive ou qu'il soit mort, l'hystérotomie est la seule chance de salut qu'on puisse proposer à la femme. Quand ce diamètre offre de 18 lignes à 2 pouces 1/4 (0m,054 à 0m,06) elle est également indiquée si l'enfant n'a pas cessé de vivre. Dans ce dernier cas toutefois, il resterait à décider s'il ne vaut pas mieux suivre la doctrine des Anglais et détruire le fruit plutôt que de s'exposer à faire périr la mère. On a tant de fois opéré pour ne retirer qu'un enfant mort, qu'il est bien permis de se faire une semblable question » (1).

M. Cazeaux va plus loin, et résume son opinion en ces termes :

« Toutes les fois que le bassin offre au moins 54 millimètres dans son plus petit diamètre, il faut pratiquer l'embryotomie, l'enfant fût-il vivant. L'opération césarienne est malheureusement la seule ressource à employer lorsque le bassin n'offre que 5 centimètres au plus dans son plus petit diamètre, car alors l'extraction d'un fœtus

---

« perish likervise; and in this country, we consider the mother's life as para« mount; nay, more, we, think ourselves warranted in sacrificing the infant, if « that be the only way to preserve her person from those dreadful lesions of « sloughing and laceration, wich, if they took place, must — though they did not « terminate in death — render her future existence a scene of uninterrupted wret« chedness. » (Ramsbotham, *Obstetric medicine and surgery*, p. 291, édit. de 1851.)

(1) Velpeau, *op. cit.*, p. 449.

mutilé est tellement difficile, longue et pénible, qu'en tuant nécessairement le fœtus, on expose la mère à des dangers aussi grands que par l'opération césarienne» (1).

Dans l'immense majorité des cas, l'accouchement naturel ne peut pas avoir lieu, quand le plus petit diamètre du détroit supérieur est au-dessous de 65 millimètres, ce chiffre de 65 millimètres mesurant le diamètre bitemporal du fœtus, lequel est irréductible.

Les dangers que présente l'embryotomie pour la mère ne peuvent pas être comparés à ceux de l'hystérotomie abdominale : cette opération n'offre la même gravité que dans les rétrécissements excessifs du bassin, c'est-à-dire au-dessous de 5 centimètres ; dans ce cas elle est même contre-indiquée. On voit donc que ses dangers varient d'après le degré de retrécissement du bassin. On comprend facilement en effet que plus le bassin est rétréci, plus les opérations obstétricales deviennent laborieuses, et plus aussi, l'extraction du fœtus étant longue et difficile, les parties maternelles sont exposées à de graves lésions.

Les observations particulières consignées dans les mémoires de Mme Lachapelle nous apprennent que sur 13 opérations de ce genre pratiquées à son hôpital, elle a eu 9 femmes sauvées et seulement 4 mortes ; nous disons 4 mortes et nous ne devrions en compter que 3, car la mort de la femme qui fait le sujet de l'observation 15 de la troisième partie ne peut pas être attribuée raisonnablement à l'opération en elle-même, mais bien à des manœuvres imprudentes. « Le vagin de cette malheureuse, dit Mme Lachapelle, était séparé en arrière par une large déchirure qui donnait passage à deux portions d'intestin grêle. » Une autre femme, déjà accouchée le 26 mai 1818, au moyen de la perforation du crâne de son enfant à terme, s'était présentée de nouveau, le 22 mai 1821, à l'hôpital de la Maternité, pour réclamer les mêmes secours. Mme Lachapelle fait remarquer

(1) Cazeaux, *op. cit.*, p. 886.

qu'après *sept quarts d'heure* que dura l'opération, cette femme eut à peine un peu de fièvre. Ainsi Mme Lachapelle a sauvé 2 femmes sur 3, quoiqu'on ne connût pas le céphalotribe de son temps, et malgré la longueur et les difficultés du mode opératoire. On employait alors, pour ces cas de dystocie, après la perforation du crâne, la version, qui est déjà une opération sérieuse par elle-même, surtout lorsqu'elle est pratiquée dans un bassin rétréci » (1).

M. L. Baudelocque, dans un mémoire publié en 1836, rapporte l'histoire de dix femmes délivrées au moyen de la pince céphalotribe. Six d'entre elles ont eu des couches naturelles et ont complétement guéri; deux ont succombé, l'une le sixième jour à une métro-péritonite aiguë, l'autre à une entérite après deux jours de souffrance. Les deux dernières enfin ont été atteintes d'une affection gangréneuse, qui s'est terminée chez l'une par une fistule vésico-vaginale; chez l'autre, de vastes eschares se sont détachées sans entraîner de perforation immédiate : il y a eu perforation après un mois.

Churchill nous apprend que, sur 303 crâniotomies pratiquées dans la Grande-Bretagne, 60 femmes ont succombé (2).

M. Simpson publie, d'après le même auteur, une autre statistique comprenant 251 cas, sur lesquels il est mentionné 199 succès et 52 revers, d'où il résulte qu'en Angleterre on a obtenu jusqu'à nos jours 4 succès sur 5 cas (3).

Nous avons, grâce à l'obligeance de M. le professeur P. Dubois, consulté les bulletins cliniques de son service, qu'il a bien voulu mettre à notre disposition, et nous avons constaté sept succès sur dix céphalotripsies pratiquées à son hôpital, depuis le 3 février 1857 jus-

---

(1) *Pratique des accouchements ou Mémoires et observations choisies sur les points les plus importants de l'art,* par Mme Lachapelle, publié par le Dr Antoine Dugès, son neveu.

(2) *Churchill's midwifery,* p. 314.

(3) Simpson, *op. cit.,* p. 575.

qu'au 14 mars dernier (1). Des trois femmes qui n'ont pas survécu, l'une, opérée le 1er septembre 1857, par M. Ch. Pajot, a succombé, au bout de deux mois, à une inflammation de la symphyse pubienne qui avait déterminé un vaste foyer de suppuration dans les parois de l'abdomen ; et l'autre, opérée le 1er janvier dernier, pendant une épidémie de fièvre puerpérale, a succombé à cette affection.

M. le Dr Charrier, chef de clinique d'accouchements à l'hôpital de la Faculté, dans un excellent travail sur une épidémie de fièvre puerpérale, observée par lui en 1854, a fait le relevé des accouchements qui, pendant la même année, ont réclamé, à la Maternité de Paris, l'intervention de l'art, et entre autres cas il a noté, sur 9 céphalotripsies, 6 succès et 3 morts, dont une rupture de matrice.

Notre excellent et cher maître, M. Ch. Pajot, a pratiqué heureusement, pour sa part, trois fois la céphalotripsie répétée, comme il l'appelle, sans compter la femme qu'il a opérée à la Clinique le 1er septembre dernier, et dont il a été déjà fait mention ; il a donc obtenu 3 succès sur 4 opérations. Cet accoucheur distingué professe, dans ses savantes leçons, qu'il faut appliquer le céphalotribe, après la perforation du crâne, tant que cet instrument peut passer, et pour lui la seule considération qui doive empêcher de pratiquer l'embryotomie est l'impossibilité de faire pénétrer l'instrument.

---

(1) Dates de dix céphalotripsies pratiquées à l'hôpital des Cliniques.

La 1re, pratiquée le 3 février 1857. 1er succès, sortie de l'hôpital le 19 février.
La 2e, pratiquée le 30 mars 1857. 1er insuccès, mort le 1er avril.
La 3e, pratiquée le 4 juillet 1857. 2e succès, sortie de l'hôpital le 9 août.
La 4e, pratiquée le 16 juillet 1857. 3e succès, sortie de l'hôpital le 26 juillet.
La 5e, pratiquée le 1er septembre 1857. 2e insuccès, mort le 22 octobre.
La 6e, pratiquée le 7 novembre 1857. 4e succès, sortie de l'hôpital le 22 novembre.
La 7e, pratiquée le 16 novembre 1857. 5e succès, sortie de l'hôpital le 26 nov.
La 8e, pratiquée le 1er janvier 1858. 3e insuccès, mort le 7 janvier.
La 9e, pratiquée le 8 janvier 1858. 6e succès, sortie de l'hôpital le 28 janvier.
La 10e, pratiquée le 6 mars 1858. 7e succès, sortie de l'hôpital le 14 mars.

M. le professeur Pajot (et c'est un progrès réel qu'il a apporté dans l'art obstétrical) a modifié très-avantageusement le quatrième temps de la céphalotripsie, qui est reconnu par tous les auteurs comme le plus dangereux.

Pour cette opération, la femme est placée sur le lit comme pour une application de forceps; les aides sont distribués de la même manière, et l'on commence par pratiquer la perforation du crâne avec les ciseaux de Smellie ou le perforateur de M. Hippolyte Blot. On a soin de débarrasser le plus complétement possible le crâne du fœtus de sa masse cérébrale et l'on procède alors à l'application du céphalotribe qui, comme le forceps, se compose de deux branches : on a soin de les tremper dans l'eau chaude et de graisser leur face externe avec de l'huile ou du cérat.

Nous diviserons, comme le fait M. Pajot dans ses cours, la céphalotripsie en quatre temps. Ce mode de description a l'avantage de soulager la mémoire.

Premier temps ou *temps d'introduction*. Les règles de ce temps sont les mêmes que pour le forceps : le céphalotribe s'applique comme lui au détroit supérieur, c'est-à-dire sur les deux côtés du bassin. Une application régulière par rapport à la tête est tout à fait inutile, quand bien même elle serait possible. Il est très-important, dans ce premier temps, de bien diriger l'instrument, qui est beaucoup plus lourd et beaucoup plus difficile à manier que le forceps.

Deuxième temps ou *temps d'articulation*. La tête ayant été saisie, on articule les branches, et l'on doit s'assurer que les parties maternelles n'ont pas été comprises dans les mors du céphalotribe.

Troisième temps ou *temps de broiement*. On rapproche les cuillers, en tournant la manivelle placée à l'extrémité des branches. Les têtes le plus fortement ossifiées cèdent facilement sous la pression de ce levier puissant.

Quatrième temps ou *temps d'extraction des auteurs.* Ce temps est le moment le plus dangereux de l'opération, car des esquilles sortent souvent à travers les téguments du crâne, et peuvent dilacérer les parties maternelles. M. Pajot supprime l'extraction, et il se contente d'imprimer un léger mouvement de rotation à l'instrument, puis il le retire après avoir désarticulé les branches. Le volume de la tête ayant été considérablement diminué, la nature achève l'opération ; s'il n'en est pas ainsi, il recourt à une nouvelle application de céphalotribe à quelques heures d'intervalle, selon l'état de la femme; puis à une troisième, si la seconde n'a pas suffi.

Une note particulière, que M. Pajot a eu l'extrême bonté de nous remettre, nous donne les détails suivants sur un cas de céphalotripsie pratiquée par lui en ville, et nous apprend comment il a été conduit à l'application de sa nouvelle méthode :

«Je fus appelé, dit-il, par un médecin de la ville, pour l'assister auprès d'une femme mal conformée, et chez laquelle une première application de forceps avait été tentée sans succès.

«Cette femme présentait tous les caractères extérieurs d'un bassin vicié, lequel avait environ 6 centimètres et demi dans son diamètre antéro-postérieur. Une application de forceps, tentée de nouveau, ne put pas être achevée.

«Je fis la perforation du crâne, puis j'appliquai le céphalotribe. La tête fut solidement saisie; je fis des tractions d'abord modérées, puis de plus vigoureuses, puis enfin d'extrêmement énergiques, mais cependant avec toute la prudence nécessaire. La tête ne bougea pas d'un millimètre.

«Je me décidai à retirer l'instrument; je fis un léger mouvement de rotation avant de lâcher la tête. Je recommençai une heure après, et encore sans succès.

«Je me décidai à prier M. Dubois de venir m'aider de ses conseils. Par un malentendu, M. Dubois ne vint pas. Tout cela s'était passé dans l'après-midi.

«Dans la soirée, une nouvelle tentative fut faite sans plus de succès.

«L'état général de la femme était encore bon : je résolus d'attendre au lendemain; je prescrivis une potion opiacée.

«Je me rendis le lendemain, à huit heures du matin, auprès de cette femme, et au moment même où j'entrais, la tête, broyée en plusieurs sens, sortait spontanément de la matrice. Il fallut appliquer le crochet-mousse sur les épaules.

«Le fœtus venait d'être extrait lorsque M. Dubois arriva.

«La femme s'est parfaitement rétablie. Cette sortie spontanée du fœtus, ajoute M. Pajot, après plusieurs tentatives infructueuses avec le céphalotribe, a été le point de départ de ma méthode d'application de cet instrument, méthode qui diffère essentiellement de ce que font les accoucheurs modernes, car elle consiste à supprimer le quatrième temps (l'extraction), le seul qui soit dangereux dans l'opération ; mais il importe beaucoup de s'y prendre de bonne heure, et de ne pas laisser la femme s'épuiser avant de faire la première tentative.»

En résumé, les résultats de l'embryotomie sont loin d'être aussi terribles pour la mère que ceux de l'hystérotomie abdominale, puisque pour la première opération, on compte 4 succès sur 5 cas, tandis que pour la seconde, on a constamment obtenu à peine un succès sur le même nombre; on conçoit aussi que la modification apportée par M. Pajot dans le mode opératoire de la céphalotripsie est appelée à diminuer encore de beaucoup ses dangers.

CHAPITRE III.

De la nécessité de l'accouchement prématuré artificiel dans certains cas de rétrécissements du bassin.

Dant tout bassin rétréci, qu'il soit vicié avec perfection des formes ou avec déformation des os (P. Dubois), que l'étroitesse soit absolue ou relative (Velpeau), dès que le plus petit diamètre a été réduit au-dessous de 9 centimètres, l'accouchement spontané à terme devient le plus souvent impossible. Avec un rétrécissement de 0,087, on ne peut plus compter sur les applications de forceps. On comprendra donc dans ces cas la nécessité de l'accouchement prématuré artificiel : par ce moyen, on pourra sauver deux individus, et éviter une alternative si pénible, qui consisterait à pratiquer ou l'embryotomie (et alors c'est le sacrifice du fœtus), ou l'opération césarienne, qui, comme il a été démontré plus haut, n'a offert jusqu'à nos jours, dans certaines conditions, aucune chance de salut pour la mère.

Dès l'année 1756, les accoucheurs anglais avaient parfaitement compris toute l'importance de l'accouchement prématuré. Denman raconte qu'à cette époque il y avait eu à Londres une consultation solennelle de tous les accoucheurs, dans laquelle l'utilité et le but moral de cette opération avaient été reconnus à l'unanimité (1). Après cette célèbre consultation, l'accouchement prématuré fut pratiqué pour la première fois par Macaulay, et accepté avec ardeur par Kelly, J. Barlow, Hamilton d'Édimbourg, etc. Il fut aussi rapidement adopté en Allemagne par les accoucheurs les plus distingués, Mai, Wensel, Krause, Osiander et Kluge. Après Froriep, de Siebold, et le gendre de Mai, M. Naegele, l'un de ses plus zélés partisans, nous citerons M. Meissner de Leipsick et M. Schœller de Berlin. En Italie et en Hollande, cette pratique fut acceptée plus tard. Proposée en France, dès l'année 1780, par Lauverjat, et en 1795 par Lacombe, l'accouchement prématuré fut condamné par Demangeon.

« Il n'est permis, écrivait Baudelocque, de le pratiquer que dans ce cas d'hémorrhagies abondantes qui ne laissent d'espoir de salut

---

(1) « Denman records that in 1756 a solemn consultation betwen the obste« trical practitioners in London took place on the subject, in wich the morality, « safety, and utility of the means, were fully discussed. Ast to the morality, there « can be but one opinion. If the life of the child can probably be saved, and if « much danger can be averted from the mother, the morality, as a surgical means « of procuring a great benefit, must be self-evident. » (Ramsbotham, *Obstetric medicine and surgery*, p. 315, édit. de 1851.)

pour la femme que dans sa délivrance; c'est un devoir dans cette circonstance, c'est un crime dans l'autre» (1).

Par cette dernière circonstance, Baudelocque entendait les rétrécissements du bassin. Capuron, renchérissant sur les idées de Baudelocque, le qualifiait d'attentat envers les lois divines et humaines. Quoi qu'il en soit, grâce aux efforts de MM. Stoltz, Velpeau, Dezeimeris, et P. Dubois, l'accouchement provoqué avant terme est désormais acquis à la pratique obstétricale en France.

La statistique de M. Stoltz nous apprend que, sur 211 cas d'accouchements provoqués, plus de la moitié des enfants ont vécu, et qu'il a succombé à peine une femme sur 15.

M. Velpeau rapporte dans son ouvrage un relevé de Kilian, très-favorable à cette pratique : sur 161 opérations, dont 72 pratiquées en Angleterre, 79 en Allemagne, 7 en Italie et 3 en Hollande, 8 femmes sont mortes après l'accouchement; mais 5 au moins ont succombé à des maladies indépendantes de l'opération. Quant aux enfants, 46 sont venus privés de vie, et 115 vivants, parmi lesquels 73 ont continué de vivre (2).

250 cas ont été recueillis par le Dr Lacour, sur lesquels plus de la moitié des enfants ont survécu, et une femme sur 16 a à peine succombé.

En 1852, M. Rodenberg a publié un mémoire concernant 18 accouchements prématurés qu'il a pratiqués sur 9 femmes; l'une d'elles a accouché 7 fois; 6 enfants sont nés vivants.

Enfin, de tous les faits observés et publiés par les différents auteurs, il résulte que l'accouchement prématuré artificiel n'est pas plus grave pour la mère que l'accouchement à terme; mais que pour l'enfant, il ne donne pas d'aussi beaux résultats. On aura d'autant

---

(1) Baudelocque, *l'Art des accouchements*, t. II, section 3, § 2012, p. 288, édit. de 1825.

(2) Velpeau, *op. cit.*, p. 417.

plus de chance de conserver ce dernier à la vie, qu'on aura pratiqué cette opération à une époque plus avancée de la grossesse. Le moment d'agir devra donc être rapproché ou éloigné du terme de la grossesse, suivant le degré de rétrécissement du bassin, sans toutefois descendre jusqu'au terme légal de la viabilité. On sait que, jusque vers la fin du septième mois, les chances de la viabilité sont fort incertaines.

M. Ritgen donne les termes suivants comme règle générale :

A 2 pouces	7 lignes,	la 29ᵉ	semaine.
A 2 pouces	8 lignes,	la 30ᵉ	semaine.
A 2 pouces	9 lignes,	la 31ᵉ	semaine.
A 2 pouces	10 lignes,	la 35ᵉ	semaine.
A 2 pouces	11 lignes,	la 36ᵉ	semaine.
A 3 pouces	»	la 37ᵉ	semaine.

Les recherches de MM. P. Dubois et Stoltz nous montrent que l'on peut parfaitement opérer, pour les rétrécissements de $0^m,07$ à $0^m,075$, entre la 32ᵉ et la 34ᵉ semaine, c'est-à-dire entre 7 mois et demi et 7 mois et 3 semaines, et pour les rétrécissements de $0^m,075$ à $0^m,087$, entre la 35ᵉ et la 37ᵉ semaine, c'est-à-dire entre la 1ʳᵉ et la 2ᵉ semaine du 7ᵉ mois.

Nous croyons que pour le rétrécissement de $0^m,067$, chiffre admis généralement comme limite inférieure, il serait plus prudent de ne pas atteindre la fin du 7ᵉ mois et d'opérer dans la 28ᵉ semaine.

Tous les accoucheurs ne s'arrêtent pas à cette limite ; M. Velpeau a fait remarquer que l'accouchement provoqué offrirait encore quelques chances de succès, même à 2 pouces ($0^m,054$).

Les Anglais provoquent l'accouchement dès le septième mois pour des rétrécissements plus grands encore, espérant sauver l'enfant s'il est d'un petit volume, ou, dans le cas contraire, pouvoir pratiquer l'embryotomie, qui, à une époque plus avancée, deviendrait dangereuse et parfois même impossible. C'est ce qui nous explique la différence des résultats obtenus pour l'enfant en Angleterre et en

Allemagne ; tandis que les Anglais, par l'accouchement prématuré, perdent près de la moitié des enfants, les Allemands, qui se gardent bien de dépasser la limite inférieure, n'en perdent que 1 sur 6.

Quelques praticiens, avec Merriman, conseillent de ne pas pratiquer cette opération chez les primipares, et d'attendre que les difficultés d'un premier accouchement aient démontré la nécessité d'y recourir dans les grossesses suivantes. M. Ch. Pajot ne partage pas cette opinion, et il lui oppose avec juste raison qu'on a vu mourir plus d'une primipare qui aurait pu être sauvée par l'accouchement prématuré.

Pour M. Cazeaux, «il n'est proposable chez les primipares que lorsque le plus petit diamètre offre au moins 6 centimètres et demi. Chez les femmes déjà mères, et chez lesquelles l'expérience a démontré la nécessité de l'embryotomie, on peut le proposer jusqu'à 8 centimètres et demi» (1).

Les méthodes employées pour pratiquer l'accouchement prématuré sont d'une innocuité parfaite pour la mère, si toutefois l'on excepte la ponction, qui réclame de la part de l'opérateur beaucoup d'habitude.

Le danger est bien plus grand pour le fœtus.

M. Ch. Pajot a le premier divisé les méthodes en trois espèces, qui comprennent chacune un certain nombre de procédés :

1° Méthode par ponction, 2° par dilatation ; 3° par excitation, *a.* indirecte, *b.* directe.

1° *Méthode par ponction.*

La ponction fut pratiquée pour la première fois par Macaulay, au moyen d'un stylet. M. Meissner, de Leipsick, substitua à ce stylet un instrument composé d'une canule en argent et de deux mandrins.

(1) Cazeaux, *op. cit.*, p. 856.

Au lieu de ponctionner l'œuf à son extrémité inférieure, il le perfore à la partie la plus élevée, tout près du fond de l'utérus. Par ce moyen, il ne s'écoule que la quantité de liquide amniotique suffisante pour faire naître les douleurs ; la partie de ce liquide qui reste dans l'utérus sert à protéger le fœtus contre les contractions utérines. Cet accoucheur possède 14 observations qui furent autant de succès pour la mère et pour l'enfant. Il faut bien reconnaître que c'est à l'habileté de l'opérateur, bien plus qu'au procédé en lui-même, qu'il faut attribuer un tel résultat.

2° *Méthode par dilatation* ou *méthode de Kluge.*

La dilatation, beaucoup moins dangereuse que la méthode précédente, se fait soit au moyen de l'éponge préparée, soit au moyen d'un tampon composé de plusieurs boules de charpie, enduites d'huile ou de cérat, dont la première doit être munie d'un ruban, pour en faciliter l'extraction (c'est le procédé du Dr Schœller, de Berlin), soit enfin à l'aide d'instruments qui ont été imaginés dans le but de dilater l'orifice, et que nous n'avons pas à décrire ici. Avant d'employer l'une de ces méthodes, on doit commencer par vider la vessie et le rectum.

La méthode de Kluge consiste à introduire dans le col un cône d'éponge préparée, qui s'appuie par sa base sur une éponge plus grosse, placée au fond du vagin dans le but de maintenir le premier corps chargé de la dilatation immédiate. Il faut renouveler ce cône toutes les vingt-quatre heures, et avoir soin chaque fois d'augmenter son volume progressivement. Lorsque la contractilité de l'utérus s'est manifestée et que l'orifice est entr'ouvert, si les douleurs viennent à s'affaiblir, le tampon doit être appliqué de nouveau : c'est à ce moment que M. P. Dubois administre le seigle ergoté, comme moyen adjuvant, à la dose de 50 à 60 centigrammes, de demi-heure en demi-heure ; sous cette influence, les contractions se raniment bientôt. Lorsque la dilatation est presque complète, et peut permettre la rupture des membranes, on donne issue au liquide amniotique en perforant celles-ci au moyen d'une plume taillée comme une plume à écrire.

3° *Méthode par excitation.*

a. *indirecte,* b. *directe.*

a. *Excitation par cause indirecte.* Les bains, la saignée, les sangsues, les frictions souvent renouvelées sur la partie antérieure du ventre ainsi que sur le fond de l'utérus, proposées par le professeur d'Outrepont, et même l'ergot de seigle, sont des moyens d'une efficacité trop incertaine pour déterminer un vrai travail; aussi Ritgen joignait-il aux frictions sur l'abdomen l'excitation directe au moyen d'un ou de plusieurs doigts portés dans le vagin. Ces divers moyens sont aujourd'hui abandonnés avec juste raison.

b. *Excitation par cause directe.* Le procédé qui est de tous le plus récent est dû au professeur Kiwisch de Wurtzbourg; il offre sur les autres l'avantage incontestable d'imiter la nature, en préparant peu à peu les organes génitaux à l'accouchement. S'il n'est pas toujours infaillible, au moins il est excellent et sans le moindre danger. Il consiste à diriger sur le col de l'utérus des douches d'eau chaude à la température de 34 à 35 degrés Réaumur.

Le mode d'emploi de ces douches est des plus simples et des plus faciles; il suffit pour cela d'un vase contenant environ 5 ou 6 litres d'eau, avec un tube en caoutchouc suffisamment long, garni d'une canule et d'un robinet. L'appareil dont se servait Kiwisch était tout simplement composé d'une boîte en fer-blanc, munie d'un long tuyau avec un robinet, et dont l'extrémité, introduite dans le vagin, était dirigée sur le col de l'utérus. M. P. Dubois fait usage habituellement de l'appareil du Dr Éguisier pour les irrigations et injections continues. Quel que soit l'appareil qu'on ait choisi, il faut tout d'abord avoir soin de placer le siége de la femme sur le bord d'un lit préalablement recouvert d'une toile cirée, afin que l'eau qui s'écoule des parties génitales puisse, sans mouiller le lit, être reçue dans un vase placé entre les jambes. On introduit dans le vagin, jusqu'au col de l'utérus, l'indicateur de la main gauche, et l'on glisse sur sa face palmaire la canule que l'on tient avec la main droite et que l'on porte profondément dans les parties. La durée de ces injections doit être de douze à quinze minutes; elles seront répétées au bout de six heures ou après un laps de temps plus long, et ainsi de suite à différentes reprises. Le nombre des douches nécessaires est très-variable : quelquefois les contractions se manifestent dès la troisième ou la quatrième. M. Pajot, après avoir administré la première douche à midi, a vu l'accouchement se faire à deux heures du matin : trois douches avaient suffi; mais il a vu aussi le procédé échouer.

Peut-être ce procédé pourrait-il aussi réussir dans les cas qui réclament la provocation de l'avortement? Il est bien avéré aujourd'hui que l'avortement provoqué ne constitue pas ordinairement une opération grave pour la femme, et que jusqu'ici il a été fait le plus souvent avec succès. Les accidents qui ont pu survenir à sa suite ont été, la plupart du temps, occasionnés par le mode opératoire et par des manœuvres imprudentes ou maladroitement dirigées. Il a été pratiqué un grand nombre de fois dans la Grande-Bretagne par Barlow, Clough, Wigand, Blundell, Ramsbotham, etc. etc., et, jusqu'à ce jour, disent les auteurs anglais, aucune femme n'a succombé à cette pratique. Les différentes statistiques nous ont montré que par l'accouchement prématuré, il meurt à peine une femme sur 15 ou 16 opérées. Que l'on compare ces résultats à ceux fournis par l'opération césarienne et par la symphyséotomie!

Grâce aux méthodes que nous avons décrites, l'accouchement prématuré artificiel et la provocation de l'avortement, employés dans de sages limites, sont appelés à rendre de grands services dans l'art des accouchements, soit qu'il s'agisse d'un rétrécissement du bassin, d'une hémorrhagie grave, de vomissements incoercibles, ou enfin de l'une de ces maladies chroniques qui mettent la vie d'une femme en danger, et qui réclament l'expulsion du fœtus, quelle que soit l'époque de la grossesse.

Lorsque le praticien a reconnu la nécessité de l'un ou de l'autre de ces moyens, ce n'est qu'après avoir obtenu le consentement de sa malade et après avoir pris l'avis de plusieurs confrères qu'il devra agir. Nous ne saurions trop le répéter, de telles opérations ne veulent pas l'ombre et ne doivent jamais être pratiquées sans témoins.

Nous espérons qu'un jour viendra, et ce jour n'est peut-être pas éloigné, où, les familles ayant reconnu l'utilité de consulter le médecin dès les premiers mois de la grossesse pour les femmes mal conformées, l'opération césarienne et l'embryotomie disparaîtront, pour ainsi dire, du domaine de la chirurgie obstétricale, et où, grâce soit à l'accouchement prématuré artificiel, soit enfin, dans les cas de rétrécissements extrêmes du bassin, à la provocation de l'avortement, on pourra épargner à ces malheureuses femmes bien des souffrances et bien des dangers.

Nous serons heureux, plus que nous n'osons l'espérer, si ce travail est parvenu à atteindre un but d'utilité et s'il peut mériter l'assentiment de nos maîtres.

TABLE.

Pages.

Division du sujet 7

PREMIÈRE PARTIE.

CHAPITRE Ier.

Quels sont les droits de la mère à la vie, quels sont ceux du fœtus, au point de vue de la morale ? 9

CHAPITRE II.

Quels sont les droits de la mère à la vie, quels sont ceux du fœtus, au point de vue de la médecine légale 15

CHAPITRE III.

Des différentes opinions des auteurs sur l'opération césarienne, la symphyséotomie et l'embryotomie 22

SECONDE PARTIE.

CHAPITRE Ier.

Des dangers et des avantages de l'opération césarienne 35

CHAPITRE II.

Des dangers et des avantages de l'embryotomie 44

CHAPITRE III.

De la nécessité de l'accouchement prématuré artificiel dans certains cas de rétrécissements du bassin 51

www.ingramcontent.com/pod-product-compliance
Ingram Content Group UK Ltd.
Pitfield, Milton Keynes, MK11 3LW, UK
UKHW031954260826
14628UKWH00005B/2035

9 782014 113334